U0295018

# 喉肌电图

## Laryngeal Electromyography

## 第 3 版

原　著　Robert Thayer Sataloff　Steven Mandel
　　　　Yolanda Heman-Ackah　Mona Abaza

主　译　庄佩耘
副主译　闫　燕　李进让
译　者（按姓氏汉语拼音为序）

焦彦超　厦门大学附属中山医院

李进让　解放军总医院第六医学中心

马艳利　厦门大学附属中山医院

邱　婷　厦门大学附属中山医院

徐新林　厦门大学附属中山医院

闫　燕　北京大学第三医院

庄佩耘　厦门大学附属中山医院

人民卫生出版社

This edition of：Laryngeal Electromyography，Third Edition，by Robert Thayer Sataloff：is published by arrangement with Plural Publishing，Inc，San Diego，CA，USA

ISBN：9781635500165

Copyright © 2017 by Plural Publishing，Inc.

All rights reserved.

This translation was undertaken by People's Medical Publishing House and is published by arrangement with Plural Publishing，Inc.

由人民卫生出版社进行翻译，并根据人民卫生出版社与 Plural Publishing，Inc 的协议约定出版。

**图书在版编目（CIP）数据**

喉肌电图 /（美）罗伯特·塞耶·萨塔拉夫著；庄佩耘译 .—北京：人民卫生出版社，2019

ISBN 978-7-117-27976-5

Ⅰ.①喉… Ⅱ.①罗…②庄… Ⅲ.①喉－肌电图

Ⅳ.① R767.04

中国版本图书馆 CIP 数据核字（2019）第 019524 号

| 人卫智网 | www.ipmph.com | 医学教育、学术、考试、健康，购书智慧智能综合服务平台 |
| 人卫官网 | www.pmph.com | 人卫官方资讯发布平台 |

## 喉 肌 电 图

主　　译：庄佩耘

出版发行：人民卫生出版社（中继线 010-59780011）

地　　址：北京市朝阳区潘家园南里 19 号

邮　　编：100021

E - mail：pmph @ pmph.com

购书热线：010-59787592　010-59787584　010-65264830

印　　刷：北京铭成印刷有限公司

经　　销：新华书店

开　　本：710×1000　1/16　印张：12

字　　数：222 千字

版　　次：2019 年 3 月第 1 版　2019 年 3 月第 1 版第 1 次印刷

标准书号：ISBN 978-7-117-27976-5

定　　价：150.00 元

打击盗版举报电话：**010-59787491　E-mail：WQ @ pmph.com**

（凡属印装质量问题请与本社市场营销中心联系退换）

# 序 言

20世纪70年代以来，基础科学、喉科学的飞跃发展加深了我们对嗓音重要性的认识，提升了我们对嗓音疾病的诊断能力。喉肌电图就是其中的一项关键技术。1944年喉肌电图得到认可，并且于20世纪50年代开始在临床应用，但是直到20世纪末，其临床应用的重要性才被重视及承认，其在诊断引起声嘶的中枢神经、周围神经、神经肌接头、声带关节及肌肉等部位的病变有重要价值。即使现在喉肌电图已经在国内部分大型三甲医院开展，但很多耳鼻喉科医生对喉肌电图仍然所知甚少。

本书《喉肌电图》由厦门大学附属中山医院耳鼻喉科嗓音学组庄佩耘教授团队、北京大学第三医院闫燕教授及解放军总医院第六医学中心李进让教授合作完成，译自美国著名头颈外科学教授 Robert Sataloff 等于2018年第3版的英文版著作 *Laryngeal Electromyography*（third edition）。本书共7章，涵盖了喉肌电图的多个方面：发声的解剖学和生理学、肌电图的基本原理、喉肌电图的临床应用、病例研究及术中监测等。各个章节的内容都独立而丰富，结合作者的思考，力争在每一个主题下将现今最为先进的喉神经科学方面的研究及喉肌电图的应用进行透彻的解析，是一本喉肌电图方面的"百科全书"。

本书的出版可直接有益于医师完整、系统地了解喉肌电图，掌握喉肌电图的基本原理及临床应用，提高对相关疾病的临床诊疗水平。对于那些急于掌握喉肌电图的神经医学学者，电生理学者、喉肌电图技术员及嗓音专业人员来说，本书将作为一个重要的参考。

蒋家琪（Jack J.Jiang）

# 前　言

自 20 世纪 70 年代中期以来，基础科学、喉科学以及诊疗技术的高速发展使我们对人类声音的认识，诊断和治疗嗓音疾病的能力有了很大的提升。喉肌电图（laryngeal electromyography，LEMG）是最重要的创新发展成果之一。

虽然 LEMG 自 1944 年就开始被认知，相关应用研究从 20 世纪 50 年代至今也一直在开展，然而其实际临床意义在近几十年才被少数研究人员重视。即使到了现在，尽管已有很多技能熟练的肌电图检查技术人员，许多喉科医生仍未使用 LEMG。大多数肌电图检查技术人员（神经学家、康复医师和其他人）没有接受过喉肌解剖相关知识的培训，并且不积极开展喉肌电生理检查。因此，撰写本书的初衷是为喉科医师、神经科医师、理疗师和其他渴望使用 LEMG 的临床从业人员提供简明的指引。LEMG 可以由这些领域任何经培训的专业人士操作使用，而且专业的 LEMG 对精确的喉科诊断至关重要。所有嗓音治疗团队都应该配备 LEMG。

本书的第 1 版和第 2 版涵盖了 LEMG 的临床应用方面的大部分内容，以及相关的科学知识，以便大家理解有关的操作流程和解读 LEMG 的检查结果。第 3 版对这些内容进行了更新和扩展，增加了循证医学研究等新内容，对术中监测最新研究做了总结。本书包括神经生理学知识，这些知识对计划开展 LEMG 的喉科医生将有所帮助，书中还介绍了喉解剖学、电极针放置技术和部分嗓音功能障碍，对嗓音疾病的认识，可以让有经验但非喉科医师的肌电图检查人员熟练掌握 LEMG。

第 1 章对 LEMG 及其临床应用进行了概述。第 2 章讨论了解剖学和发声的生理学，为有兴趣把 LEMG 加入临床诊疗的神经科医生和物理治疗师提供重要的基础知识。第 3 章讨论声带运动障碍的各种病因，并非所有原因都是神经源性的。第 4 章为电生理诊断评估的概述，本章旨在为喉科医师提供临床实践知识。第 5 章回顾了从 1944 年到 2016 年的 LEMG 研究，总结了最重要和最新的科研文献。第 6 章包括了案例分析，展示 LEMG 在临床治疗中的实际应用。第 7 章在旧版的基础上延展了很多新内容，以提供术中声带监测的最新信息。附录 1 是关于 LEMG 的简明摘要总结，附录 2 是 LEMG 循证医学参数的总结。

我们希望这本书能为各领域的专业医师的临床实践提供帮助，并促进这种宝贵技术的广泛应用。

# 作者简介

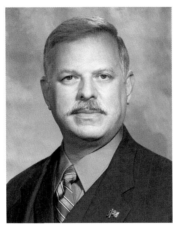

Robert Thayer Sataloff，MD，DMA，FACS
（执业医师，音乐艺术博士，美国外科医师学会会员）

Robert Thayer Sataloff，德雷克塞尔大学医学院临床科学专业高级副院长、耳鼻喉科－头颈外科教授兼主席，美国托马斯杰斐逊大学耳鼻喉科－头颈外科兼职教授，天普大学和费城骨科医学院兼职临床教授，美国声乐艺术科学院专家，杰斐逊大学合唱团指挥。Sataloff博士同时也是一位专业的歌手和歌唱老师。他拥有哈弗福德学院音乐理论和作曲专业本科学位，研究生就读于托马斯杰斐逊大学杰斐逊医学院，在康普斯音乐学院获得声乐表现艺术博士学位，在密歇根大学完成了耳鼻咽喉头颈外科住院医师培训，以及耳科、神经学和颅底外科的专科培训。Sataloff博士是世界嗓音协会、美国嗓音和耳科研究所董事会主席。除了负责这两个非营利性机构的运营，他还在其他非营利和营利性机构担任职务。他曾担任多学科医生联盟首席执行官30年，并从1981年担任噪音控制听力保护公司副总裁，直到该公司2003年出售。他还担任研究生院管理委员会主席，美国喉科协会、国际嗓音外科协会和宾夕法尼亚州耳鼻咽喉－头颈外科协会主席，以及其他许多领导职位。Sataloff博士是 *Journal of Voice* 主编、*Ear，Nose and Throat Journal* 主编、*Journal of Singing* 副主编，并在众多耳鼻喉科杂志中担任编委。他撰写了近1000篇出版物，其中包括61本书，并获得了超过500万美元的研究经费。

他的临床专长在于专业嗓音治疗和耳科 / 神经病学 / 颅底外科。Sataloff 博士创新了很多外科手术，包括以前不可治愈的颅底恶性肿瘤的颞骨全切术、喉显微微瓣手术和显微迷你微瓣手术，声带脂肪注射术及声带脂肪植入术等。他发明了大量医疗器械，含超过 75 件由 Integra 医疗公司生产的喉显微手术器械；由 Grace 医疗公司生产的听小骨置换假体；由 Boston 医疗公司生产的新型喉部假体。Sataloff 博士是被公认为嗓音医学领域的创始人之一，撰写了关于歌唱家嗓音保健的第一篇现代综合性文章，这是第一篇有关专业声音保健的章节。在过去的 40 多年里，他通过自身的努力以及世界嗓音协会的平台，持续推动了嗓音领域的发展。他一直参与教育事业，包括制定新的研究生教育课程。Sataloff 博士一直致力于嗓音医学人员的培训，他的学生不仅包括住院医师、专科医生，还包括来自北美洲、南美洲、欧洲、亚洲和澳大利亚的喉科访问学者。他培养的专科医生在美国各地、土耳其、新加坡及巴西等地建立了嗓音中心。他还积极培训护士、言语病理师、唱歌教师和其他整合艺术医学、教育学和表演教育为一体的从业人员。Sataloff 博士自 1992 年以来每年获 "Best Doctors" 称号（Woodward White Athens），1997 年获得 *Philadelphia Magazine* 评选的最佳医生，自 2002 年获得 Castle Connolly 的 "America's Top Doctors" 称号。

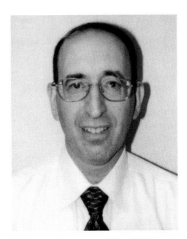

Steven Mandel，MD

　　Mandel 博士是诺夫斯特拉诺斯韦尔医学院神经病学临床教授，在纽约布朗克斯的阿尔伯特爱因斯坦医学院获得医学学位。他是美国宾夕法尼亚州和新泽西州神经医学和神经生理学协会主席。擅长领域包括神经肌肉电生理学、轻微头部损伤、周围神经疾病、喉肌电图和残疾医学。他与人合作编写了三本书——*Minor Head Injury*、*The Handbook of Neurology of the Lower Extremities* 和 *Laryngeal Electromyography*，并发表了 100 多篇文章。Mandel 博士是 *Journal of Disability* and *Disability Medicine* 副主编。他经常发表演讲，并积极参与为残疾成人和儿童提供的社区服务。Mandel 博士与骨科医学博士 Heidi Mandel 结婚，孕育了三个孩子：Jesse、Elisabeth 和 David。

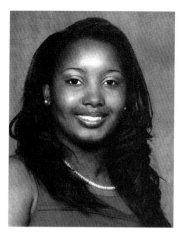

Yolanda Heman-Ackah，MD

　　Heman-Ackah 博士是一位美国耳鼻喉科协会认证的耳鼻喉科医生，擅长的领域是职业嗓音医学和喉科学。她是一位受过训练的音乐家、舞蹈家和歌手，这使她能从专业角度去充分理解表演艺术家对嗓音的要求，并根据患者的情况量身定制专业用声人士嗓音疾病的治疗方案。她治疗的人群主要是专业用声人员（歌手、演员、演讲者、医生、律师、教师等），但她也接诊其他嗓音和气道问题的患者，如咽喉反流性疾病、痉挛性发声困难、喉乳头状瘤、气道狭窄、声带麻痹、杓状软骨脱位和喉癌。根据患者情况，她对专业用声的治疗多采用多学科协作的方法，由嗓音训练师、表演声音治疗师、歌唱训练师、消化科医生、神经科医生、肺科医生、普通外科医生和其他医疗保健专业人员共同参与治疗。

　　Heman-Ackah 博士获得西北大学心理学艺术学位和医学博士，并获得医学院荣誉学生的称号。她在明尼苏达大学耳鼻咽喉头颈外科完成住院医师培训，在宾夕法尼亚州费城师从 Robert T.Sataloff 博士完成嗓音医学和喉科的专科培训。此后，她在芝加哥创立了伊利诺伊大学的嗓音中心，为芝加哥的嗓音从业人员带来了专业的嗓音诊疗，并担任耳鼻咽喉头颈外科助理教授。她还曾在克利夫兰诊所担任喉科主任以及嗓音中心联合主任，德雷克塞尔大学医学院临床教授，和费城托马斯杰斐逊大学医学院耳鼻咽喉头颈外科临床兼职副教授。

　　Heman-Ackah 博士对喉部化学反射的开拓性研究，促进了我们对喉部反射导致婴儿猝死综合征发生机制的理解，以及她对歌手的声音及频闪喉镜图像的深度客观分析使她在国内外享有盛名。Heman-Ackah 博士因其研究获得了无数奖项和科研经费，包括美国耳鼻咽喉 – 头颈外科学会、美国喉科学会、美国嗓音研究与教育基金会颁发的奖项。她当选国际嗓音外科协会会员、美国喉科协会会员、美国继续再教育医学协会和美国气管食管学会会员。她也是国家歌唱教师协会（NATS）、嗓音和言语培训师协会（VASTA）、美国国家录音艺术与科学学院、录音艺术和科学拉丁学院及国际嗓音学会的委员。她是嗓音和言语培训师协会国家医学顾问。她撰写了大量的出版物，包括共同撰写喉肌电图的第一本教科书——《喉肌电图》。她是 *Journal of Voice* 的编委，*Laryngoscope*，*Otolaryngology Head and Neck Surgery Journal* 和 *Annals of Otology，Rhinology，and Laryngology* 的审稿专家。最近，她被 "America's Top Doctor" 认定为顶级医生。她在基础科学和临床创新性方面不断深入研究，为医学生、住院医师、唱歌老师、言语病理师、耳鼻喉医生和其他医生和专业用声人员提供培训课程。

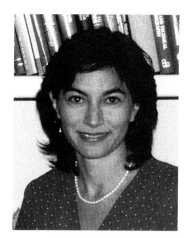

Mona Abaza，MD

　　Abaza 博士 1991 年从宾夕法尼亚州立大学医学院获得了生物学学士学位和医学学位。她在新泽西州大学的医学和牙科系参加外科培训，随后在国家耳聋和交流障碍研究所（美国卫生部，马里兰州贝塞斯达）取得研究奖学金进行两年的科研专业培训。离开 NIH 后，她在圣安东尼奥得克萨斯大学健康医学中心完成耳鼻咽喉头颈外科住院医师培训。然后在宾夕法尼亚州费城的嗓音研究所 Robert Sataloff 医学博士导师的带领下完成喉科 / 嗓音医学的专科医生培训。1999 年加入科罗拉多大学健康医学中心耳鼻咽喉 – 头颈外科，任职助理教授，现为教授、教育学院副主任和住院医师培训部主任。Abaza 博士最近在美国丹佛国家嗓音言语艺术表演中心开设科罗拉多大学嗓音实习基地，并担任医疗主任。

# 主译简介

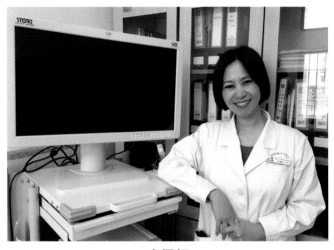

庄佩耘

主任医师，教授，硕士研究生导师

　　厦门大学附属中山医院主任医师，厦门大学医学院教授、硕士生导师，厦门大学医学院嗓音研究所所长，厦门卫健委噪音优势亚学科学科带头人。获美国威斯康辛大学嗓音科学硕士学位，参与杰斐逊大学医学院嗓音中心嗓音专科医生培训，曾获聘美国威斯康辛大学医学院耳鼻喉头颈外科访问客座助理教授、美国匹斯堡大学嗓音中心客座医生、哈佛医学院耳鼻喉科医院客座医生、加州大学旧金山分校医学院嗓音中心客座医生和香港大学"田家炳学者"。

学术任职：
世界嗓音学会（Voice Foundation）专家指导委员会常委
国家卫计委能力及继续教育特聘专家
《中华耳鼻咽喉头颈外科杂志》编委
《听力学及言语疾病杂志》编委

国家自然基金一审及高级访问学者评审专家

中华医学会耳鼻喉科头颈外科学分会嗓音学组全国组员

中国中西医结合耳鼻喉科分会嗓音医学学组副组长

中国艺术医学学会常委

福建省医学会激光医学分会委员

# 副主译简介

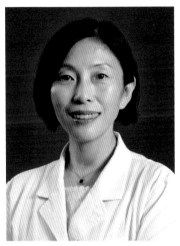

闫燕

医学博士，主任医师，硕士研究生导师

毕业于北京医科大学（现北京大学医学部）临床医学系，就职于北京大学第三医院耳鼻咽喉科。主要专业方向为咽喉及嗓音医学。

学术任职：
中华医学会耳鼻咽喉头颈外科学分会嗓音学组专家
中国医师协会耳鼻咽喉医师分会咽喉学组专家
北京医学会耳鼻咽喉头颈外科学会青年委员
中国艺术医学协会嗓音医学分会常务委员
医促会胃食管反流多学科分会常务委员
医促会咽喉嗓音言语疾病分会常务委员
中国老年保健医学研究会耳鼻咽喉分会委员
北京声学协会理事

# 副主译简介

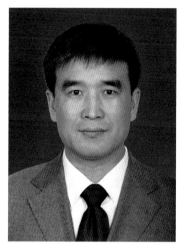

李进让

医学博士，主任医师，教授，博士研究生导师

解放军总医院第六医学中心耳鼻咽喉头颈外科主任。主要研究方向为咽喉疾病及头颈肿瘤。擅长咽喉及头颈肿瘤的诊断和外科治疗，在国内最早开展了咽喉反流性疾病的诊断和治疗研究，并推动了国内同行对该疾病的认识。

学术任职：
中华医学会耳鼻咽喉头颈外科学分会委员、咽喉学组副组长
中国医师协会耳鼻咽喉医师分会常委、咽喉学组组长
全军耳鼻咽喉头颈外科专业委员会副主任委员
北京医学会耳鼻咽喉头颈外科学分会常委
医促会胃食管反流多学科分会副主任委员
医促会咽喉嗓音言语分会副主任委员
中国康复医学会吞咽障碍康复专业委员会副主任委员
《中华耳鼻咽喉头颈外科杂志》副总编

# 撰 稿 者

Mary J.Hawkshaw，RN，BSN，CORLN
科研型教授
耳鼻咽喉 – 头颈外科
德雷克塞尔大学医学院
宾州费城
第 7 章

Jeffrey Liaw，BS
医学生
德雷克塞尔大学医学院
宾州费城
第 7 章

# 致　谢

感谢 Mary J.Hawkshaw 协助编写工作，以及 Christina L.Chenes 帮助准备书稿。

感谢我们的家人！

# 目　录

# 第 **1** 章

# 喉肌电图：介绍和概述

喉肌电图（laryngeal electromyography，LEMG）用于评估喉部肌肉和神经的完整性。声带的运动由喉部肌肉、喉软骨及支配喉部肌肉的大脑和神经协同作用完成。第 2 章讨论了与发声相关的解剖学和生理学。在第 2 章和随后的章节中对喉肌电图的操作过程及其临床应用进行了详细介绍，附录 1 对重要的观点进行了总结。LEMG 主要应用于声带运动障碍患者的检查和病因诊断。喉部运动障碍可以由关节、肌肉、涉及喉部的中枢或外周神经的病变引起。了解声带运动障碍的原因对有效的治疗具有重要意义。尽管关于 LEMG 有效的循证医学证据仍然很少，但临床上已证明 LEMG 非常有价值（附录 2）。

## LEMG 的应用原理

诊断性 LEMG 用于评估喉神经肌肉系统的完整性。LEMG 是基于神经肌肉接头将神经电信号转化为化学信号这一现象。电极通过皮肤放置在喉内肌上。电极可以采集肌肉中的电脉冲信号，并将其转换为视觉和听觉信号，检查的医生或电生理学家可以通过输出结果进行评估。

## LEMG 检查过程

LEMG 通常作为诊断方法，也可用于引导喉内肌注射时定位喉内肌，并在注射治疗过程中监测喉神经电活动。不管用于治疗或诊断的 LEMG，通常使用针电极或钩状电极经皮插入。术中喉神经监测最常使用表面电极，也可以使用针电极和（或）钩状电极。耳鼻喉科医师、神经科医生、物理治疗师或电生理学家均可以操作 LEMG。耳鼻喉科医生是否需要在其他专业人员的帮助下操作 LEMG，取决于耳鼻喉科医生对操作的熟练程度和对 LEMG 结果的解读能力。由于神经科医生、物理治疗师和电生理学家都经过神经电生理知识的专业培训，每天进行肌电图（electromyography，EMG）操作，对复杂神经肌肉电生理信号能做出较为精准的判读。因此，许多耳鼻喉科医生倾向于请他们协助进行 LEMG 的结果判读。使用 LEMG 引导肉毒杆菌毒素喉内肌注射对 LEMG 专业知识要求不高，通常该手术由耳鼻喉科医师单独完成。

　　进行 LEMG 检查时，患者采用头后仰过伸位，使喉部更贴近体表，有助于定位喉部解剖标志，以便于电极精确地插入喉内肌。首先用酒精消毒颈部皮肤，进针时患者有针刺感；进一步插入喉部肌肉几乎没有感觉或仅有轻微的针刺感。虽然局部麻醉可以降低皮肤的针刺感，但是注射麻醉药本身就会导致针刺感；此外，局部麻醉可能改变神经和肌肉的电信号并影响结果，同时会影响患者完整的吞咽和咳嗽功能，因此不常规使用局部麻醉。

　　将表面或接地电极放置在前额、胸部或身体远离颈部的其他部位以帮助滤过背景电活动。由于表面电极记录的是体表上大面积的电活动，使得敏感度欠佳，无法提供单个喉内肌的准确信息。因此，用于诊断 LEMG 的电极通常采用针电极或钩状电极，因为它们可以在较小的区域对电活动进行采样，更适合于记录细小喉内肌的电活动。

　　喉肌有四对肌肉：甲杓肌（thyroarytenoid muscle，TA）、环杓侧肌（lateral cricoarytenoid muscle，LCA）、环杓后肌（posterior cricoarytenoid muscle，PCA）和环甲肌（cricothyroid muscle，CT）。另外还有一个非成对的杓间肌，做 LEMG 检查时，很少涉及这块肌肉。每次检查，常规包含 TA、PCA 和 CT 三对肌肉。通常，对这三对肌肉的监测提供了喉上神经和喉返神经以及它们相应支配的喉内肌的信息。当检查结果不够清晰时，可行环杓侧肌和杓间肌的监测。LEMG 检查通常经皮穿刺进入喉内肌，首先确认甲状软骨和环状软骨的位置，将针电极经环甲膜进入，朝向目标肌肉。当确认针电极的位置正确时，请患者进行喉部相关动作（发声、呼吸或吞咽），这些动作可以使目标肌肉收缩，而喉部其他的肌肉相对松弛。例如，进行环甲肌监测时，让患者从低音调滑向高音调。检查环杓后肌时，请患者通过鼻腔深吸气。对于甲杓肌、环杓侧肌和杓间肌，发"i"音即可。这三种肌肉之间的解剖学区别在于，甲杓肌比环杓侧肌位置更高，更靠近喉中部，环杓侧肌位于喉部侧面和后部，杓间肌位于杓状软骨之间，相较环杓侧肌和甲杓肌更靠喉后部。第 5 章将讨论这些肌肉中电活动的差异以及如何准确确定针电极插入喉部每个肌肉。当针电极位置正确时，示波器上显示的电信号和扬声器里的听觉信号将随着发声，呼吸或吞咽动作而增强。如果要注射肉毒杆菌毒素，一旦目标肌肉确定后，即可通过一次性肉毒素针注射。如果 LEMG 用于诊断，电信号的特性将在下一段落做简要描述并在第 4 章和第 5 章中详细介绍。

# LEMG 结果解析

诊断性 LEMG 主要对 EMG 信号四个主要特征的评估：插入电位、自发电位、募集和波形形态。仅 LEMG 的结果不足以明确特异性诊断。LEMG 给出关于运动单位完整性的综合信息（神经纤维及其相对应的肌纤维），对肌肉、神经和神经肌接头状态的判定必须结合临床表现。许多疾病的发病过程可能损伤运动单位中任何一个部分。LEMG 可以量化神经肌肉功能，有时候提示疾病的慢性损害。嗓音功能障碍的病因需要通过患者嗓音疾病病史、体格检查、影像资料、实验室检查、LEMG 结果和活检结果综合判断。

LEMG 结果中的每个参数都提供了关于病变的急慢性程度、部位和预后的信息。系列 LEMG 检查可以追踪神经恢复或去神经支配的变化情况，从而更好地预测预后情况。在患有麻痹（无力，运动减弱）或瘫痪（完全性神经功能障碍，固定不动）的患者中，LEMG 的结果也可以帮助选择后续的嗓音训练，如果只是轻度麻痹，可以对患者进行增加瘫痪肌肉力量的嗓音训练；中度麻痹和（或）瘫痪患者需要选择外科手术才能更好地恢复嗓音功能，LEMG 的结果还能帮助确定手术方式和时机。如果检查结果提示神经仍处于病变过程，必须延迟手术直到神经病变稳定，或者随着疾病的进展而定制相对应的手术。同样的，如果有神经再支配的迹象，也必须延迟手术，直到神经最大限度的恢复。

# 总　　结

LEMG 是评估喉神经和肌肉完整性的一项检查，可以用于喉关节损伤、神经肌肉接头病变、肌肉病变、喉上和喉返神经损伤的鉴别。LEMG 应被视为体格检查的延伸，而不是一个单独的实验室检查。判定 LEMG 异常需要结合大量的临床资料，并广泛应用于诊断和治疗声带运动障碍。

# 第 **2** 章

# 发声的解剖学和生理学

发声的解剖学不仅限于喉部和颈部，几乎所有的身体系统都直接或间接地参与到声音的产生过程中。本章重点介绍肌电图相关的喉解剖学，并对发声的解剖学和生理学进行简要介绍。如果读者对临床基本介绍以外的内容感兴趣，我们鼓励阅读其他文献，如 Sundberg 的优秀论著 *The Science of the Singing Voice* [1]、Scherer 的 *Physiology of Phonation：A Review of Basic Mechanics* [2] 和 Sataloff 的 *Professional Voice：The Science and Art of Clinical Care，third edition* [3]，以及在这些著作中汇编的大量参考文献和推荐阅读。

## 解 剖 学

喉对于正常的发声是必不可少的。但是，腹部和背部的肌肉、肋骨、肺、咽、口腔和鼻腔也参与到发声的机制中。虽然在没有喉部的情况下也能发声（如接受过全喉切除术的患者），但是在声音的产生过程中上述每个部位都发挥了重要作用。事实上，身体的所有部位都参与到发声的过程中，并可能导致嗓音功能障碍。就像脚踝扭伤可以改变姿势一样，如果腹部、背部和胸部肌肉的调节和功能受到损害，也可以导致发声费力、响度降低、发声疲劳和声音嘶哑 [1-3]。

喉由四个基本解剖单元组成：骨骼、喉内肌、喉外肌和黏膜。喉骨架中最重要的部分是甲状软骨、环状软骨和成对的杓状软骨（图 2-1）。这些软骨作为喉内肌的附着点，在喉内肌收缩时可以发生旋转和（或）倾斜，从而使声带发生运动（图 2-2）。甲杓肌从两侧的杓状软骨声带突延伸至甲状软骨切迹后下方的内侧面，形成声襞的体部（俗称"声带"）。甲杓肌可分为内侧

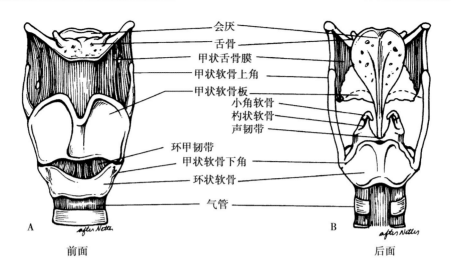

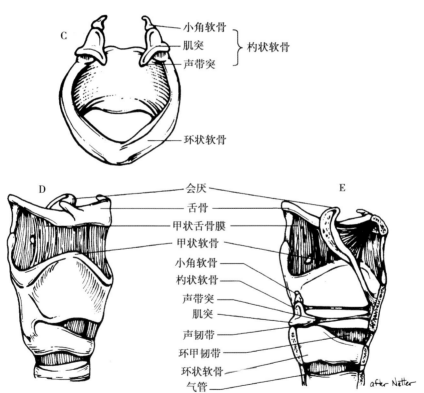

图 2-1　喉软骨的前面观（A）、后面观（B）、上面观（C）、侧面观（D）和矢状位观（E）显示环状软骨与杓状软骨的位置关系。（摘自 Sataloff R.*Professional Voice：The Science and Art of Clinical Care*.2nd ed.San Diego，CA：Singular Publishing Group；1997：112，已获得许可）

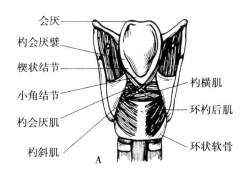

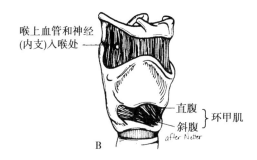

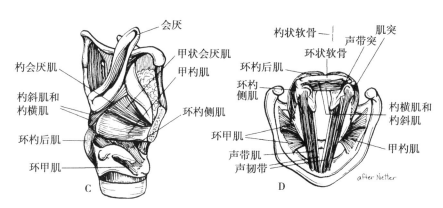

图 2-2 从后（A）、侧（B）、内（C）、上（D）观察喉内肌。在这些图中，箭头方向为肌肉的运动方向，而不是杓状软骨的运动方向。这些图并不表示杓状软骨围绕垂直轴旋转。图中环状软骨的长轴的角度不代表其运动方向。虽然有不足之处，但这些图仍然提供了单块喉内肌功能相关的一些有用的概念。（摘自 Sataloff R.*Professional Voice*：*The Science and Art of Clinical Care*.2nd ed.San Diego，CA：Singular Publishing Group；1997：112，已获得许可）

腹和外侧腹，其中内侧腹是声带的最底层，也被称为声带肌。声襞是声道的振动发声器或发声源。两侧声带之间的区域称为声门，可作为解剖参考点。"假声带"位于真声带之上，但与真声带不同的是，在正常说话或唱歌时不相互接触或产生声音。

甲状软骨、环状软骨和杓状软骨之间通过韧带相连，这使得软骨之间的相对角度和距离可以发生改变，位于它们之间的声带也会随之发生形状和张力的改变。这一特性使得喉内肌可以通过外展、内收、伸展和收缩等不同组合来改变声带的位置、形状和张力（图 2-3）。

传统上认为杓状软骨能够通过摇摆、旋转和滑动，使声带发生复杂运动并改变声带边缘的形状（图 2-4）。当环甲肌收缩时，甲状软骨沿着环甲关节的轴线向前下倾斜以增加声带的张力，同时声带轻微内收。因为环甲关节和环杓关节灵活度好，所以当喉骨架上升或下降时，软骨彼此间的相对位置可以发生改变。喉骨架垂直高度的变化受喉外肌（包括带状肌、二腹肌、茎突舌骨肌、下颌舌骨肌和颏舌肌）的控制。当软骨之间的角度和距离改变时，喉内肌的静息长度也相应发生改变。喉外肌位置的总体变化会干扰喉内肌的精细控制，从而影响维持稳定声音质量的能力。因此，经过正规训练的歌手通常可以在音调变化时运用他们的喉外肌来将喉骨架保持在相对恒定的高度。这种对喉外肌的控制能力使得人们可以克服喉的位置随着音调的升高而上升，并随音调的降低而下降的自然趋势，从而在整个音域范围内维持稳定的声音质量。

一侧喉返神经支配除了环甲肌外的同侧所有喉内肌。喉返神经从颈部进入胸部，然后再返回喉部（因此，称为"喉返"）。由于喉返神经径路长（特别是左侧），因此它们很容易因外伤、颈部手术和胸部手术而受到损伤。环甲肌由同侧喉上神经支配，并且特别容易受到病毒和外伤的影响。环甲肌（CT）收缩可使声带的纵向张力增大，在声音力度的调控和音调的控制中发挥重要作用。

发声的神经解剖学和神经生理学是极其复杂的，人们只能理解其中的一部分。对临床医生而言，随着喉神经学领域的不断进步，更深入的理解这一学科将变得越来越重要[4]。

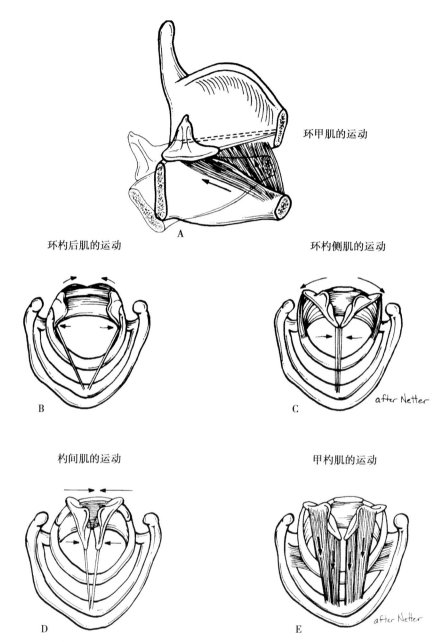

图 2-3  喉内肌的运动，包括环甲肌（A）、环杓后肌（B）、环杓侧肌（C）、杓间肌（D）和甲杓肌（E）。（摘自 Sataloff R.*Professional Voice*：*The Science and Art of Clinical Care*.2nd ed.San Diego，CA：Singular Publishing Group；1997：112，已获得许可）

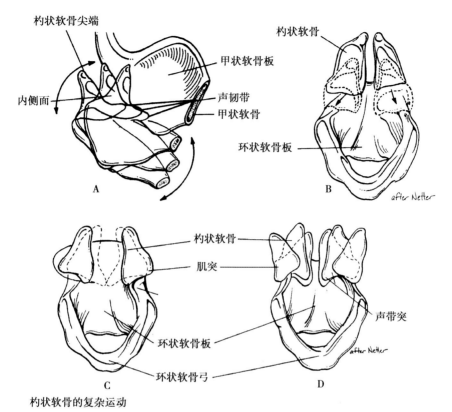

图 2-4　杓状软骨的复杂运动，显示环甲肌收缩时杓状软骨的运动（A）、滑动（B）、旋转（C）和摇摆（D）。（摘自 Gould WJ，Sataloff RT，Spiegel JR.*Voice Surgery*. St Louis，MO：Mosby-Yearbook；1993：164，已获得许可）

## 黏膜

喉内软组织的复杂程度超乎人们的想象。黏膜构成声带的薄层表面，当声门闭合时，两侧声带的黏膜相互接触。大部分的喉部黏膜和呼吸道黏膜一样，由杯状细胞、浆液黏液腺和假复层纤毛柱状上皮组成，可以产生和分泌黏液。然而，覆盖在声带上表面和内侧缘的黏膜比较特殊。第一，它是复层鳞状上皮，更适合承受声带相互接触时产生的反复创伤。第二，声带黏膜内没有黏液腺或杯状细胞。声带的构成不是单纯地在肌肉和韧带表面覆盖黏膜。而是如 Hirano[5] 所描述的，分为 5 层：上皮层，浅、中、深固有层，以及声带肌。根据物理特性，声带的结构更倾向于分为 3 层：被覆层（上皮层和固有层浅层）、过渡层（固有层中层和深层，通常也被称为声韧带）和体层（声带肌）（图 2-5）。

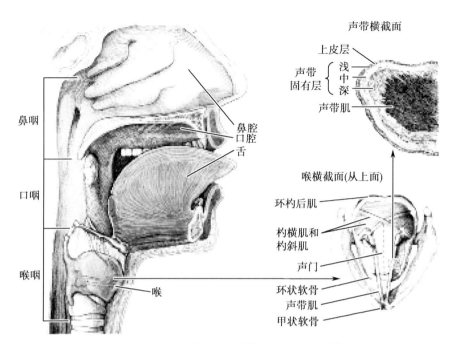

声带横截面

上皮层

声带固有层 { 浅 中 深

声带肌

喉横截面(从上面)

环杓后肌

杓横肌和杓斜肌

声门

环状软骨

声带肌

甲状软骨

鼻咽

鼻腔口腔舌

口咽

喉咽

喉

图 2-5　喉与声带的整体观，显示声带结构和声带分层结构的横截面。（摘自 Sataloff RT. The human voice. *Scientific American*. 1992；267：108–115，已获得许可）

## 神经支配

喉返神经（recurrent laryngeal nerve，RLN）和喉上神经（superior laryngeal nerve，SLN）是第 X 脑神经（迷走神经）的分支。喉上神经在颈部上段（节状神经节下方）离开迷走神经。每侧 SLN 分成内支和外支，外支支配环甲肌的运动，内支主要支配声门区和声门上区的黏膜感觉，但也可支配一些喉肌的运动。喉上神经的部分分支也可支配声带的运动和感觉。喉返神经在上胸部或颈部离开迷走神经。左侧喉返神经通常在动脉韧带水平绕过主动脉弓，右侧喉返神经通常绕过锁骨下动脉，后返折向上走行，这种解剖关系最为常见，但也有例外，偶尔也有"不折返"的喉返神经出现。喉返神经支配除环甲肌以外的所有喉内肌的运动及声带水平及以下喉部的感觉。喉上神经和喉返神经之间存在相互连接，这种连接特别常见于杓间肌的区域。

支配喉内肌的运动纤维起源于疑核，并在那里通过内囊接收来自大脑运动皮层的神经冲动。它们在脑干中横向外侧走行，从橄榄核和锥体之间的沟中穿出髓质，并移行为迷走神经。在那之后，迷走神经通过颈静脉孔离开颅骨，并在节状神经节下方分支出喉上神经，在胸部分支出喉返神经。

喉返神经和喉上神经中的感觉纤维先在迷走神经下节或节状神经节发

生换元。在那之后，感觉纤维穿过颈静脉孔上行并进入髓质。在髓质中，感觉纤维向上进入孤束核，并在下丘脑和网状结构的帮助下介导迷走神经反射。

## 喉内肌

了解单个喉肌的功能对 LEMG 检查和嗓音治疗至关重要。喉内肌可分为由喉返神经支配和由喉上神经支配的肌肉，前者有：甲杓肌、环杓后肌、环杓侧肌和杓间肌（或称杓肌），后者含环甲肌。甲杓肌（TA）收缩能使声带内收、降低、缩短和增厚，并使声带边缘变圆钝（图 2-6），从而使被覆层和过渡层结构变得更加松弛，体层结构韧性增高。声带肌收缩可使声带内收，这种作用在声带膜部表现的尤其明显。当 TA 收缩时，随着声带边缘的缩短和增厚，音调降低。甲杓肌起自甲状软骨的内侧面，止于杓状软骨的外侧基底部（包括声带突和肌突）。更具体地说，甲杓肌的上侧束止于声带突的侧部和下部，并主要沿水平方向走行。甲杓肌的前下侧束止于杓状软骨的前外侧（从杓状软骨尖端到声带突外侧部）。甲杓肌最内侧的肌纤维平行于声带。还有一些纤维沿头端方向延伸到杓会厌皱襞内。当声带内收时，垂直向的肌纤维发生向前扭曲旋转。甲杓肌是喉部的第三大喉内肌，可分为两部分：内侧部，也称声带肌，含有高比例的慢肌纤维；外侧部主要含有快肌纤维。可以推测，内侧部（声带肌）只在持续发声时起作用，而外侧部（肌层）只在快速声带内收时起作用，但这些假设都还未经证实。

当喉上神经被激活时，环甲肌（CT）收缩，牵拉声带至旁正中位。CT 还可使声带降低、伸展、拉长、变薄，各层次韧性增加，并使声带的边缘变锐利。CT 是最大的喉内肌（有些解剖学家更喜欢将 CT 归类为喉外肌），在音调的控制中起重要作用。它通过拉伸声带、增加声带边缘的纵向张力来提高音调。环甲肌起自环状软骨弓的前部和外侧部，可分成两个肌腹：斜腹止于甲状软骨板的后半部分和甲状软骨下角的前部；垂直（直）腹止于甲状软骨板前面的下缘。

环杓侧肌（LCA）是一块小肌肉，可以使声带内收，降低，拉长和变薄。LCA 收缩可增加声带各层的劲度，并使声带的边缘变得多棱角或更加尖锐。LCA 起自环状软骨上界的外侧，止于杓状软骨肌突的前外侧面。

杓间肌（IA），也称杓肌，是一块中等大小的喉内肌，主要使声带的声带突内收，在关闭声门后部时起到关键的内压作用，但它对声带膜部的劲度影响相对较小。杓间肌由横行和斜行肌纤维组成：横行肌纤维起自于一侧杓状软骨的外侧缘，止于对侧杓状软骨的外侧缘；斜行纤维起自一侧杓状软骨的底部，止于对侧杓状软骨的尖端。

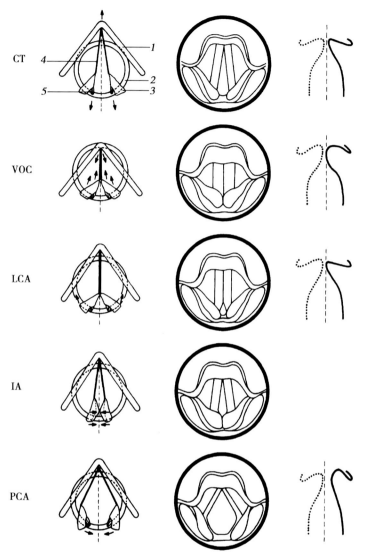

图 2-6　喉部肌肉功能示意图。左列表示软骨的位置和喉部肌肉被单独激活时声带边缘的形状。箭头表示所施力的方向。1，甲状软骨；2，环状软骨；3，杓状软骨；4，声韧带；5，环杓后韧带。中列表示声门的上面观。右侧的图展示了在经过声带膜部中点的冠状位剖面上的声带轮廓。虚线表示肌肉未收缩时的声带位置。CT，环甲肌；VOC，声带肌；LCA，环杓侧肌；IA，杓间肌；PCA，环杓后肌。（摘自 Hirano M. *Clinical Examination of voice*. New York，NY：Springer-Verlag；1981：8，已获得许可）

环杓后肌（PCA）通过向后外侧摆动杓状软骨来使声带外展，提升，拉长和变薄。PCA 收缩可增加声带各层次的韧性，并使声带的边缘变圆。它是第二大喉内肌，起自环状软骨板后外侧，止于杓状软骨肌突的后侧，形成覆盖肌突头端的短肌腱。

喉内肌属于骨骼肌。所有骨骼肌主要由三种纤维组成：Ⅰ型纤维有高度的抗疲劳能力，收缩缓慢，利用有氧（氧化）代谢，糖原水平较低，含有高水平的氧化酶，并且直径相对较小；ⅡA 型纤维同样以氧化代谢为主，但含有高水平的氧化酶和糖原，收缩迅速，也具有抗疲劳能力；ⅡB 型纤维直径最大，主要利用无氧酵解，并含有高水平的糖原和相对较少的氧化酶，收缩迅速但容易疲劳。

喉肌的纤维分布不同于大多数较大的骨骼肌，后者的肌纤维直径相当恒定，介于 60~80μm 之间。喉肌的肌纤维直径具有更大的变异性[6, 7]，介于 10~100μm 之间，平均直径为 40~50μm，喉肌比其他肌肉含有更高比例的 ⅡA 型纤维。甲杓肌和环甲肌斜部特别适合于快速收缩。其他喉肌也呈现特异的肌纤维分布及变异，这使得它们适合于快速收缩并具有好的抗疲劳性[8]。此外，喉肌的许多运动单位具有多重神经支配。环甲肌中的每个运动单位大约含有 20~30 个肌纤维[9]，这表明喉肌运动单位的大小与眼外肌和面部肌肉的相似[10]。在甲杓肌中，70%~80% 的肌纤维有 2 个或更多的运动终板[11]。

尽管一些肌纤维的运动终板多达 5 个，但仅有 50% 的环甲肌和环杓侧肌肌纤维具有多个终板，并且在环杓后肌中（5%）多重神经支配也很少见。目前尚不清楚某些肌纤维是否可以参与组成一个以上的运动单位（即接受来自多于一个运动神经元的运动终板）[8]。

## 喉外肌

喉外肌群起到稳定喉部在颈部中位置的作用。这组肌肉主要包括带状肌、二腹肌、下颌舌骨肌、茎突舌骨肌和颏舌肌。随着喉部的升高或下降，喉软骨之间的张力或角度发生改变，从而改变喉内肌的静息长度。因此，喉外肌对于维持喉骨架的稳定是至关重要的。经过正规美声训练的歌手可以利用喉外肌使喉部在音域变化时保持相对恒定的垂直位置。通过对喉外肌群进行训练可以增加声带振动的对称性，产生规律的振动周期。这就是听众感知到的所谓"受过训练"的声音。

喉外肌可分为舌骨下肌群和舌骨上肌群。舌骨下肌群包括甲状舌骨肌，胸骨甲状肌，胸骨舌骨肌和肩胛舌骨肌。甲状舌骨肌斜行起自甲状软骨板，止于舌骨大角的下缘，它收缩时可使甲状软骨向前并靠近舌骨，从而提高喉部在颈部的位置。胸骨甲状肌起自第一肋软骨和胸骨柄的后部，斜行止于甲状软骨，收缩时可使甲状软骨降低。胸骨舌骨肌起自锁骨和胸骨柄的后部，斜向上止于舌骨体的下缘，收缩时可使舌骨降低。肩胛舌骨肌的下腹起自肩胛骨的上表面，止于肩胛舌骨肌的中间肌腱。肩胛舌骨肌的上腹从中间肌腱延伸至舌骨大角。肩胛舌骨肌收缩时向下牵拉舌骨，使舌骨降低。

舌骨上肌群包括二腹肌、下颌舌骨肌、颏舌肌和茎突舌骨肌。二腹肌的后腹起自乳突并止于中间肌腱（与舌骨相连）。前腹起自紧邻颏部的下颌骨下方，止于中间肌腱。前腹将舌骨向前拉并将其抬起，而后腹在抬起舌骨的同时将舌骨拉向后方。下颌舌骨肌起自下颌骨内侧（下颌舌骨线），并与对侧肌纤维在正中线汇合，它可提起舌骨并将其拉向前方。颏舌肌起自下颌骨的颏棘，止于舌骨体前面，它可提起舌骨并将其拉向前方。茎突舌骨肌起自茎突止于舌骨体，它可提起舌骨并将其拉向后方。喉外肌之间通过相互协调作用，来控制喉部的垂直位置以及其他位置变化，如喉倾斜等。

## 声门上声道

声门上声道包括口腔、咽、鼻腔和鼻窦，它们共同起到共鸣器的作用，并塑形声带振动产生的声音质量。这些组织结构的细微变化可能会导致声音质量发生明显变化。腭裂导致的开放性鼻音和（或）严重腺样体肥大导致的闭塞性鼻音是很明显的，但上呼吸道感染引起的轻微水肿、扁桃体切除术引起的咽部轻度瘢痕或肌张力改变导致的声音变化较不明显。这些变化可以立即被训练有素的歌手或专业评论家识别，但它们可能会被部分粗心的医生忽略。

## 腹部和胸部

在唱歌和说话时，肺部提供了流动于声带之间的恒定气流，并为发声提供动力，因此歌手往往被认为是"大胸腔"。事实上，受过训练的和未受过训练的歌手之间的主要呼吸差异并不像普遍认为的那样，体现在肺总容量的增加上。相反，受过训练的歌手会通过提高肺部气体的使用率，从而减少残气量并提高呼吸效率[12]。

一般认为，腹部肌肉群为说话和歌唱提供了支持。歌手通常将这种支持机制称为"横膈膜"，膈肌在歌唱和说话中的功能是复杂的，并且不同歌手间（或演员间）也有差异。横膈膜主要提供吸气的动力。虽然腹部有时候也有类似的功能[13]，但它是产生呼气的主要动力来源。有趣的是，许多表演者在演唱过程中都会使用横膈膜，所以横膈膜可能在歌唱的精细调节方面发挥了重要作用[14]。

在多数情况下，肺和肋骨都能产生被动呼气力，但有时也能产生被动吸气力。主动呼吸肌与被动呼吸肌共同作用启动主动呼吸，这些肌肉包括肋间肌、腹壁肌肉、背部肌肉和膈肌。吸气的主要肌肉是膈肌和肋间外肌。吸气的辅助肌肉包括：胸大肌，胸小肌，前锯肌，锁骨下肌，胸锁乳突肌，前、中、后斜角肌，上后锯肌，背阔肌和肋提肌。在平静呼吸时，呼气在很大程度上是被动的。歌唱和表演时候需要动用主动呼气的许多肌肉，如肋间内肌（减小肋间空间并将肋骨向下拉）、胸横肌、肋下肌和后下锯肌，它们都将肋骨向下拉。腰方肌可以拉低最低肋。此外，背阔肌能够压缩胸腔的下部，故可以同时充当呼气肌和吸气肌。主动呼气肌可以通过提高腹腔内压力，迫使膈肌抬高，也可以通过降低肋骨或胸骨以减小胸腔的体积。

上述肌肉都参与到主动呼气过程中。但是，主动呼气的主要肌肉是腹部肌肉，它们包括腹外斜肌、腹内斜肌、腹直肌和腹横肌。腹外斜肌是位于下胸部和腹部前侧面的一块宽阔扁肌。收缩时，它可向下牵拉肋骨，并通过向内移动腹腔内容物来提高腹部压力。腹外斜肌是说话和唱歌的最重要的肌肉之一。需要注意的是，这块肌肉可以通过结合屈曲和扭转躯干以及类似的运动而得到加强，但无法通过仰卧起坐得到有效锻炼。嗓音训练中我们经常忽略对腹外斜肌进行适当的加强练习。腹内斜肌是一块扁平肌肉，位于腹前外侧壁、腹外斜肌的深面。当它收缩时，腹壁向内移动，下部肋骨下降。腹直肌与腹部中线平行，起自胸骨的剑突和第五、六、七肋软骨，止于耻骨，由腹直肌鞘包裹。腹直肌的收缩也可使腹内容物向内移动，并降低胸骨和肋骨。腹横肌是位于腹前外侧壁、腹内斜肌深面的一块宽阔肌肉，收缩时可压迫腹内容物，从而增加腹内压。

## 发声生理学

发声的生理学很复杂。发声的意识始于大脑皮层（图 2-7）。发声指令的下达需要言语中枢和大脑其他区域之间的相互配合。在表达歌唱和言语中的情绪时，指令还必须与大脑中枢接收到的音乐和艺术所需要表达的信息相结合。发声的"想法"先被传达到运动皮层中的中央前回，后者再发出指令传递给脑干和脊髓中的运动核。这些区域输出的信号通过周围神经系统协调喉部、胸部和腹部肌群运动以及声道中的各发音器官。锥体外系和自主神经系统对发声活动进行微调整。经过上述过程产生的声音不仅传递到听众的耳朵，同时也传递给演讲者和歌手。听觉反馈从耳朵传递到脑干再到达大脑皮层，并结合环境的声学特性进行调整，使得歌手发出的声音与预期的声音相匹配。来自喉部和肌肉的触觉反馈也参与到发声的过程中，虽然目前没有完全理解触觉反馈的机制和作用，但人们认为它有助于对声音输出进行微调。许多训练有素的歌手和演讲者可以利用触觉反馈来排除现场干扰，如背景声（如管弦乐队）所引起的听觉反馈。

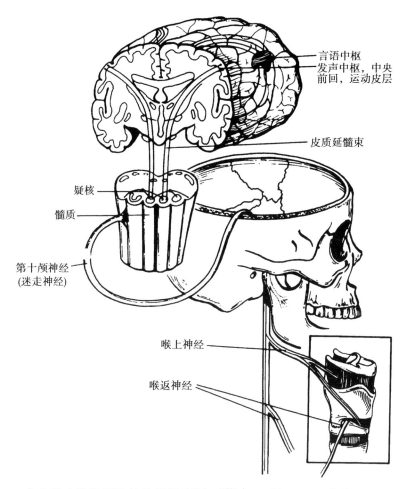

言语中枢

发声中枢，中央前回，运动皮层

皮质延髓束

疑核

髓质

第十颅神经（迷走神经）

喉上神经

喉返神经

图 2-7　自主发声神经通路的简要示意图。（摘自 Gould WJ, Sataloff RT, Spiegel JR. *Voice Surgery*. St Louis，MO：Mosby-Yearbook；1993：166，已获得许可）

　　声门上声道包括咽、舌、腭、口腔、鼻等结构。它们共同起到共鸣器的作用，塑形声音的音质和音色，形成个性化的声音。声带振动只能发出嗡嗡的声音。但声乐训练和言语训练不仅可以改变喉部的功能状态，也会改变声门上声道的运动、控制能力和形状。

　　声门下声道是声音的动力源，包括肺、胸部、腹部和背部。歌手和演员将整个动力源复合体称为"气息支持"或"横隔膜"。实际上，发声动力相关的解剖非常复杂，目前尚不被人们完全理解。但这并不意味着动力不重要，相反，缺乏良好的发声动力往往会导致嗓音疾病。

发声需要动力源、发声器和共鸣器的相互作用。我们可以把发声的过程比作铜管乐器，如小号。动力由胸部，腹部和背部肌肉产生，形成一个高压气流。小号手的嘴唇在吹口处的开闭动作产生的嗡嗡声与声带振动产生的声音类似。这个声音通过号体的共鸣，形成我们所熟悉的小号的声音。铜管乐器除吹口处以外的部分相当于声门上声道。

发声时，随着声门开、闭和形状改变，声门阻力发生不断的改变（图2-8），这需要声门下形态的快速、复杂的调节进行配合。在每个发声周期的开始，两侧声带收敛闭合，以利于声门下压力的形成。日常对话时声门下压力通常约为 7cmH$_2$O。当声门闭合时，没有气流通过声门。声门下压将声带从底部向上逐渐推开（图 2-8A 和图 2-8B）直到声门区形成缝隙（图 2-8C），气流自下而上通过缝隙。当气流通过声带之间时，会产生伯努利效应，伯努利效应和声带的弹性力相结合，使得声门的下缘启动闭合（图 2-8D 至图2-8G），而此时声门的上缘仍然处于分离的过程中。

声带上缘具有很强的弹性，这种弹性力能使得声带迅速回到中线上。这种弹性力在声带上缘张开到最大，声带下缘闭合导致气流的力量减小的情况下变为主导力。声带上缘在弹力的作用下返回到中线（图 2-8H 和图2-8I），完成一个声门周期。随后声门下压力再次增加（图 2-8J），开始一个新的声门周期。振动频率［每秒开放和闭合的次数，以赫兹（Hz）为单位］取决于气流压力和声带的机械特性（可以被喉肌所调节）。

发声频率与音调的感知密切相关。在大多数情况下，随着声带的变薄和拉伸，气流压力增加，气流脉冲频率增加，音调上升。在理解这种发声的肌弹力 – 空气动力机制时，需要注意的是声带闭合周期不仅会产生脉冲气流，还会产生垂直相位差，而不只像弦一样振动。也就是说，声带下缘比声带上缘更早开始开放和闭合。声带被覆层的波状位移会产生黏膜波，临床上这种黏膜波可以在频闪光源下被检测到。如果声带这种复合黏膜运动受损，可能会导致声音嘶哑或声音质量的其他变化。由声带振动产生并经过声道修饰过的声音是一种复合音，它包含基频和许多泛音或高谐音部分。分音的振幅均匀地减小，每八度大约为 12dB。有趣的是，在训练和未经训练的歌手和演讲者中，声源的频谱是大致相同的。可当声源信号通过声门上声道（图2-9）后，音质就会产生差异。

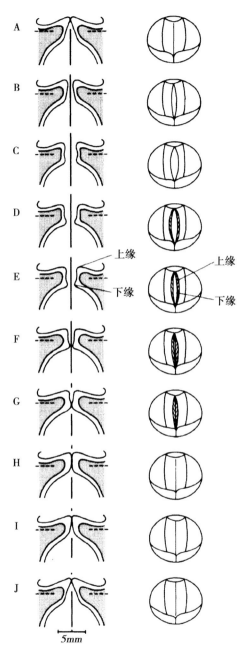

图 2-8 在发声时，经声带中点做一个垂直横切面，以便观察声带振动。视角位于喉部前方。在振动开始前，两侧声带紧靠在一起（A）。当气流经气管向上冲击时，两侧声带分开（B~G），然后在发声停止时两侧声带又紧靠在一起（H）

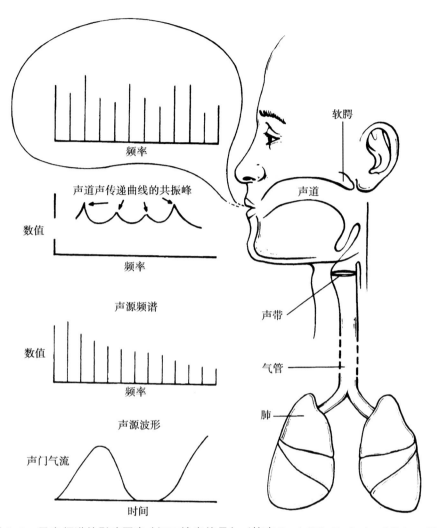

图 2-9　元音频谱的影响因素（经口输出信号）。（摘自 Sataloff R. *Professional Voice*: *The Science and Art of Clinical Care*. 2nd ed.San Diego，CA：Singular Publishing Group；1997：168，已获得许可）

　　咽，口腔和鼻腔作为一系列互相连接的共鸣器，与喇叭或其他单个共鸣器相似但更加复杂。它们与其他共鸣器一样，对一些频率进行衰减，而对另一些频率进行增强。被增强或共振的频率会具有相对较高的振幅。Sundberg[1] 已经证实，声道有 4~5 个重要的共振频率，称为共振峰。共振峰的存在改变了均匀倾斜的声源频谱，并在共振峰频率处产生峰值。声源频谱的这些变化使我们可以区分出言语和歌曲声音的不同。共振峰频率由声道形状决定，可通过喉部，咽部和口腔肌肉对其进行调整。

　　个体的声道长度和形状总体上是固定的，但随着年龄和性别的不同略有变化（女性和儿童的声道较短，共振峰频率高于男性），因此掌握声道形状的调节机制是嗓音训练的基础。虽然共振峰在不同的元音是不同的，但在受过训练的歌手或演讲者声音中，所有元音频谱的共振峰一般出现在2300~3200Hz 附近，该频率被称为"歌手共振峰"的共振频率[1]，也成为歌手训练有素的一个标志。"歌手共振峰"的存在使我们可以从合唱团或管弦乐队中清楚地分辨出他们的声音[1]。有趣的是，在训练有素的歌手和未经训练的歌手之间，最大声音强度几乎没有显著的差别。"歌手共振峰"也可以帮助我们区别不同类型歌手，如男低音的共振峰大约发生在 2400Hz，男中音为 2600Hz，男高音为 2800Hz，女中音为 2900Hz，女高音为 3200Hz。但在超女高音唱法中，这种特点就不那么突出了。

　　基频和声强这两种声音特征的调控机制尤为重要。基频（相当于音调）可以通过改变气流压力或声带的力学特性来调控，并且在大多数情况下改变后者更有效。环甲肌收缩可使甲状软骨发生转动，甲状软骨和杓状软骨之间的距离增加，从而使声带拉伸。这增加了声门下压力的作用面积，使气流压力能够更有效地驱动声带振动。另一方面，声带的弹性纤维被拉伸，使得它们能够更有效地回弹。在上述作用机制下，声门周期缩短，频率加快，基频（和音调）上升。其他肌肉（包括甲杓肌）也参与到上述机制中。提高气流的压力会使基频升高，这是歌手必须克服的问题，否则，音调会随着音量的增加而提高。

　　声强（对应于响度）取决于声门波动时推动声道气流的能力。提高气压会产生更大的声带振动幅度，从而增加声强。要注意的是，是气流的阻断（而不是声带振动）产生了声道中的声学振动并调控声音强度。这类似于拍手产生的声振动，或者更确切地说，类似于嘴唇发出的嗡嗡声。在喉部，气流的阻断越迅速，声强越大。实际上，声强越大意味着声门波闭合相越陡峭，这可以通过增大气压或者通过改变声带的生物力学特性增加声门对气流的抵抗力实现。

　　评估个体调节气压和声门阻力至最优的能力可有助于识别和纠正嗓音障碍。如果同时存在高声门下压力与高声带内收力，则声门气流和声源基频的振幅减小，这种情况被称为挤压发声，在临床上可以通过声门气流图进行测量。如果声带内收力太弱以致声带不能接触，则声门闭合不全，声源基频降低。这种情况被称为气息发声。气息发声的特点是声门下压力相对较低，内收力较低。这种发声模式凸显了声源的基频。Sundberg[1] 已经证明，当从挤压发声改变为气息发声时，基频的幅度可以增加 15dB 以上。如果患者习惯性地使用挤压发声，则需要更用力才能发出响亮的声音。这种为了弥补喉功能减弱而发生的肌肉模式和力度的改变会损伤声带。这种肌肉过度紧张在 LEMG 上表现出的独特模式很容易与神经肌肉疾病相鉴别。

## 总　　结

　　发声的解剖学和生理学是一个复杂而迷人的话题。本章的内容因与喉神经功能相关而具有特殊的临床重要性。喉功能的评估只是嗓音功能障碍评估的其中一个方面。所有嗓音障碍的患者都应对整个发声机制进行评估。

## 参 考 文 献

1. Sundberg J. *The Science of the Singing Voice*. DeKalb, IL: Northern Illinois University Press; 1987:1–216.
2. Scherer RS. Physiology of phonation: a review of basic mechanics. In: Ford CN, Bless DM, eds. *Phonosurgery*. New York, NY: Raven Press; 1991:77–93.
3. Sataloff RT. Clinical anatomy and physiology of the voice. In: Sataloff RT, *Professional Voice: The Science and Art of Clinical Care*. 3rd ed. San Diego, CA: Plural; 2005.
4. Garrett JD, Larson CR. Neurology of the laryngeal system. In: Ford CN, Bless DM, eds. *Phonosurgery*. New York, NY: Raven Press; 1991:43–76.
5. Hirano M. Phonosurgery: basic and clinical investigations. *Otologia (Fukuoka)*. 1975;21:239–442.
6. Brooke MH, Engle WK. The histographic analysis of human muscle biopsies with regard to fibre types. Part 1. Adult male and female. *Neurology*. 1969;19:221–233.
7. Sadeh M, Kronenberg J, Gaton E. Histochemistry of human laryngeal muscles. *Cell Molec Biol*. 1981;27:643–648.
8. Lindestad P. *Electromyographic and Laryngoscopic Studies of Normal and Disturbed Vocal Function*. Stockholm, Sweden: Huddinge University; 1994:1–12.
9. English ET, Blevins CE. Motor units of laryngeal muscles. *Arch Otolaryngol*. 1969;89:778–784.
10. Faaborg-Andersen K. Electromyographic investigation of intrinsic laryngeal muscles in humans. *Acta Physiol Scand*. 1957;41(suppl 140):1–149.

11. Rossi G, Cortesina G. Morphological study of the laryngeal muscles in man: insertions and courses of the muscle fibers, motor end-plates and proprioceptors. *Acta Otolaryngol (Stockh)*. 1965;59:575–592.

12. Gould WJ, Kamura H. Static lung volumes in singers. *Ann Otol Rhinol Laryngol*. 1973;82:89–95.

13. Hixon TJ, Hoffman C. Chest wall shape during singing. In: Lawrence V, ed. *Transcripts of the Seventh Annual Symposium, Care of the Professional Voice*. Vol 1. New York, NY: The Voice Foundation; 1978:9–10.

14. Sundberg J, Leanderson R, von Euler C. Activity relationship between diaphragm and cricothyroid muscles. *J Voice*. 1989;3(3):225–232.

# 第 **3** 章

# 声带运动障碍

正常情况下，声带通过运动开放声门进行呼吸，或关闭声门进行气道保护和发声。神经或机械因素均可影响声带的运动。而不同原因导致的声带运动障碍的症状和体征可能是相似的，所以重要的是要准确地判断出病因，以便于优化治疗。

## 声带运动障碍的症状

喉部运动障碍的患者通常有声音嘶哑、呼吸困难、发声疲劳、音域变窄、嗓音不稳定、音量变小、呼吸短促、进食或饮水时偶可出现误吸或呛咳等问题。声带运动减弱的患者通常会出现声音嘶哑、气息声和（或）发声疲劳。出现声嘶的原因在于患者试图发声时，喉咽部和（或）喉外肌的张力增高，增高的肌张力有可能导致假声带发声（室带性发声障碍），它产生的声音比真声带产生的更粗糙或嘶哑。通常情况下，气息音是空气从不完全闭合的声带间漏出所导致的。在大多数声带不全麻痹或者完全麻痹的病例中，对侧（正常侧）声带越过中线代偿性内收以补偿患侧声带的运动受限。如果正常侧声带不能完全代偿，发声时就会出现声门间隙。声门下压力随着气流从不完全闭合的声门间逸出而降低，从而导致声门气流率降低，声带及以上水平出现湍流。湍流通过声门间隙可使声门周期的周期性降低，从而导致声音嘶哑和（或）气息音。为了维持正常的音量，患者必须增加声门下压力和提高肺部功率，以弥补声门区的损失，因此，持续发声会变得更加费力。许多患者将这种感觉描述为发声疲劳。

声带的主要功能是在吞咽过程中保护肺部和气管，避免误吸食物和液体。如果吞咽时声带完全闭合的能力因声带运动受限而减弱，则容易发生误吸。当喉部和气管的感觉功能正常时，吸入食物或液体，患者会出现呛咳或咳嗽。如果感觉神经也受到损伤，那么误吸时可不出现呛咳或咳嗽，这种现象称为"隐性误吸"。如果声带运动障碍继发于神经功能障碍，并且感觉神经和运动神经都出现了相同的问题，则可能出现感觉减退或感觉缺失。感觉障碍（感觉减退或感觉缺失）也可单独发生，与神经损伤无关，而是由于神经末梢病变例如疱疹后神经损伤、糖尿病性神经损伤或其他原因。

## 声带运动障碍的诊断

　　一般由耳鼻喉科医师或喉科医师对有嗓音问题的患者进行评估，以获得完整的嗓音障碍病史。体格检查将对头部和颈部的所有结构进行全面评估，包括耳部、鼻部、口腔、面部、咽部、喉部和颈部，同时需要进行多组脑神经及头颈其他疾病的评估。

　　体格检查常先用光源和间接喉镜对喉部和喉咽进行检查。在间接喉镜检查时，医生可以对喉部运动障碍进行大致观察。由于间接喉镜检查无法对运动障碍进行细节评估，所以我们应使用纤维喉镜或硬管喉镜对声带的运动和结构进行更细致的观察。

　　纤维喉镜可以在喉部的自然位置下进行评估，避免出现间接喉镜和硬管电子喉镜检查时由于拉舌而导致的位置改变。在自然姿势下观察喉部，可以对患者说话或唱歌时喉部肌肉张力的变化进行评估。在进行纤维喉镜检查时，通过交替进行数次发声和吞咽动作，对喉生物力学特性进行充分评估；通过患者说话，唱歌，吹口哨和吞咽等一系列动作，对声带的活动进行评估。在评估神经肌肉功能障碍时，请患者做伸展和拉伸声带的动作，如用几个不同的音调数数，从低音调滑动到高音调发 /i/ 音等。如果主要是喉上神经存在问题，声带无法完全伸展和拉伸以致无法用高音调发声；如果仅是单侧环甲肌不完全麻痹，可表现为患侧声带的拉伸能力减弱；如果拉伸能力明显减弱，则喉部可能会向患侧偏移。

　　如果双侧喉上神经都存在问题，则发高音调的能力和双侧声带的拉伸能力都会受到限制。这种情况有时难以诊断，特别是当双侧喉上神经都受到相同程度的损伤时，这是因为双侧喉上神经还保留部分功能，所以两侧声带拉伸的受限程度相同，这使得检查者难以察觉其中的细微异常。对于可疑病例，LEMG 检查发现双侧募集减少特别有助于确诊。

　　当一侧喉上神经麻痹时，患侧声带的内收能力出现异常，从而导致患侧声带运动迟缓。这种体征容易在疲劳实验中观察到。疲劳实验指让患者

重复发 /i/–/hi/ 音，快速交替进行吸气与发 /i/ 音和（或）重复交替发 /PA/–/TA/–/KA/ 音，直到患者开始出现疲劳。声带快速运动使我们有机会观察到双侧声带运动中的细微差异。

当喉返神经受损时，可出现声带内收或外展异常。喉返神经主要支配双侧环杓后肌（主要的声带外展肌）、甲杓肌、杓间肌和环杓侧肌（主要的声带内收肌）。声带内收异常通过上述的疲劳实验进行评估。当出现声带内收迟缓时，很难鉴别喉上神经功能障碍和喉返神经功能障碍。一般来说，如果仅有喉上神经功能障碍，应该可以观察到声带拉伸异常。如果还伴有喉返神经功能障碍，则可以观察声带内收和外展异常，但声带的拉伸不受影响。

声带外展障碍常通过让患者做深吸气和吹口哨动作来评估，这两种动作能使声带快速开放。当喉返神经在进入环杓后肌位置处受损时，只出现声带外展障碍。当喉返神经损伤发生在甲杓肌或环杓侧肌水平时，只出现声带内收障碍。如果喉返神经在入喉之前的任何位置受损，那么声带外展和内收都可能出现障碍。另外，在声带麻痹的患者中已经观察到，"外形正常"的喉肌也会出现疲劳，体格检查时出现运动无力的表现。这些表现为我们在体格检查中识别喉神经麻痹提供了一定的线索。当我们经过细致的检查发现两侧声带运动不对称时，约有 86.4% 的可能存在喉神经麻痹（与 LEMG 结果一致）。但这些线索在辨别是哪支喉神经出现麻痹时的准确率只有 64.3%（Y.Heman–Ackah，MD，未发表的数据）。

当环杓关节运动异常时，可出现声带运动受限或固定，并伴有肌力亢进的表现，这种肌力亢进的典型表现为发声时甲杓肌紧张，但声带位置却不发生变化。在环杓关节活动自如，而肌肉完全麻痹或几乎完全麻痹的情况下，发声时患侧声带无法随意运动，但可观察到挤压征。挤压征是指患侧杓状软骨在发声过程中发生被动的侧向运动，这种侧向运动在杓状软骨肌突区域表现明显。挤压征的机制是在没有神经肌肉收缩阻力的情况下，正常侧杓状软骨撞击麻痹侧杓状软骨，导致麻痹侧杓状软骨被"挤"向外侧。在杓状软骨脱位或关节融合的情况下，不会出现挤压征。此外，在一些单侧或双侧喉返神经麻痹患者中，尤其是在用力吸气时，可出现声带的反常内收。这种现象是由于伯努利效应所导致的，但不会出现在大多数关节机械固定而神经功能正常的患者中。

硬性频闪喉镜检查可以放大声带的结构和振动情况。频闪喉镜检查包含在同步闪光光源下通过硬性喉镜或纤维内窥镜来评估声带黏膜波的功能。操作时，患者清醒并面向检查者端坐，上身稍前倾，头部稍后仰，保持下巴呈直立，类似"闻香"位，嘱患者张口伸舌，检查者一手将患者舌部拉向前方，另一手持硬性喉镜从口腔伸入进行观察，这种体位有助于将舌根拉向前方，可以更好的暴露喉部。频闪喉镜检查亦可使用纤维喉镜进行操作。频闪喉镜的高清晰度画面有利于发现声带上的细微结构损伤，这些损伤可能是声带麻痹导致的结果，也可能是引起嗓音疾病的原因。

## 声带运动障碍的病因学

声带运动障碍的病因包括环杓关节功能障碍，喉中枢或周围神经病变，及喉内肌肌病等。环杓关节固定的病因有：环杓关节炎（例如类风湿关节炎、痛风、其他类型关节炎等）、外伤、气管插管引起的杓状软骨脱位或半脱位、喉部骨折和杓状软骨区域手术创伤等[1-9]。环杓关节属于滑膜关节，所有能引起身体其他滑膜关节病变的疾病都可对它造成影响。炎症会导致疼痛，关节运动受限，并最终导致环杓关节周围和内部瘢痕的形成，从而引起关节腔狭窄和声带固定。由淀粉样变性，肌炎，肌肉萎缩，肌营养不良和其他肌病引起的喉肌肉功能障碍也可影响声带运动。神经肌肉接头疾病（如喉肌无力）可使喉内肌运动受限。喉肌无力可以是重症肌无力（全身性肌无力）的系统性损伤中的一个临床表现，也可仅发生在喉部而不影响身体其他肌肉[10, 11]。喉肌无力是一种自身免疫性疾病，自身抗体通过攻击肌肉上的乙酰胆碱受体，引起神经肌肉接头破坏，这种破坏使肌肉无法接收神经冲动并产生收缩，从而导致肌肉麻痹或瘫痪。喉肌无力的临床表现呈多样性，这是因为只有接触自身抗体的神经肌肉接头会被破坏，因此有部分肌肉和肌纤维不会受到影响。喉肌无力通常表现为喉肌快速运动功能出现波动，导致波动性的双侧声带运动不对称。常用的治疗药物为吡斯的明，其原理为通过抑制神经肌肉接头处乙酰胆碱的降解，从而增强神经肌肉传导。

淀粉样变是一种全身性系统性疾病，可以引起喉部及身体其他组织的病变，其中肾脏最为常见[7, 12-16]。淀粉样变是一种类似于明胶的无定形物沉积于身体各组织中。沉积于喉部时可增加喉肌的重量并抑制其活动。淀粉样变还可沉积在神经鞘内或周围，并引起喉部神经的周围神经病变。

同样的，水肿也可以通过影响声带质量而导致声带运动异常。任何形式的创伤，如放射、感染、颈部及喉部穿通伤和钝挫伤都可以导致水肿。

肌炎是肌肉的炎性病变。炎症细胞在肌肉中聚集，可引起压痛，血流量增加，液体潴留以及炎症细胞反应增强。肌炎可继发于创伤或感染，也可以如水肿和淀粉样变一样为特发性[11, 17]。慢性炎症同样可以通过质量效应来抑制肌肉细胞的活动。此外，肌肉细胞膜的炎症、破坏及异常组织（如瘢痕）对肌肉组织的替代会干扰神经冲动在肌肉中的正常传导，从而导致肌肉对神经冲动的反应减弱。纤维肌痛症、硬皮病、狼疮和其他自身免疫性疾病对喉肌也有类似的影响。

肌营养不良症是以肌肉代谢异常为特征的遗传性疾病[18]。这种异常代谢最终可导致包括喉肌在内的全身多处肌肉萎缩[11]。当喉肌发生萎缩时，肌肉力量减弱，运动减慢，肌张力下降，导致声带松弛呈弓形和运动迟缓。在衰老过程中也会因性激素水平的下降而导致声带肌肉的萎缩（这是性激素水平下降引起的反应），但程度往往低于肌营养不良症。获得性肌病（包括皮肌炎，多发性肌炎，肌红蛋白尿症和内分泌性肌病等）也可引起肌肉功能下降并最终导致肌肉萎缩。

原发性神经疾病也可引起声带运动减弱。喉上神经和（或）喉返神经在从脑干向喉部走行的任何部位都可以发生损伤。感染、压迫、代谢异常、慢性周围神经病变或直接损伤都可引起迷走神经、喉上神经和（或）喉返神经的损伤。神经感染通常由病毒引起，如单纯疱疹病毒、带状疱疹病毒、副流感病毒、流感病毒及其他可引起感冒的病毒等。细菌也可以引起神经感染，例如梅毒和莱姆病的病原菌等[7, 19, 20]。格林巴利综合征是由病毒感染神经所导致喉周围神经病的典型代表。肿瘤压迫也可引起神经损伤，常见病因有肺癌、颈动脉瘤、主动脉瘤、转移癌、甲状腺肿瘤、血管球瘤、颈动脉体瘤、迷走神经鞘瘤及颅底、颈部、纵隔和胸部的其他肿瘤等。周围神经病的其他病因还包括遗传性疾病（如卟啉症和腓骨肌萎缩症），手术对神经造成的直接损伤、颈、胸和颅底的穿通性或钝性创伤以及气管插管的并发症等。根据损伤程度的不同，上述机制中的任何一种都可导致喉返神经和（或）喉上神经的不完全麻痹或完全麻痹。

影响运动神经元的疾病也可影响喉神经，如肌萎缩侧索硬化症（ALS）、进行性延髓麻痹、脊髓性肌萎缩症和小儿麻痹症等。声带不全麻痹和发声困难可作为所有运动神经元疾病的首发症状，并需要区别声带不完全麻痹和完全麻痹。上述疾病通常会影响多组运动神经，所以除喉以外的其他部位也常出现不完全麻痹，但初始症状可较轻。受累肌肉的自发性收缩是运动神经元疾病的标志，最常见于舌部。

多发性硬化症是一种脱髓鞘疾病，可引起中枢和（或）外周的感觉神经及运动神经功能障碍，多种感觉和运动神经病往往同时发生。脑部磁共振成像可发现脱髓鞘病变的证据，脑脊液检查可发现单核细胞数量升高，γ球蛋白含量升高以及寡克隆带的出现。多发性硬化症的病程可以快速发展，也可以缓慢发展，或者呈现症状缓解和复发交替出现的特征。

出血性和缺血性脑血管意外都可导致大脑运动皮层、内囊和（或）脑干的损伤，引起中枢性声带不完全麻痹或完全瘫痪。如果病变发生在疑核水平以上可导致对侧声带麻痹。反之，则可导致同侧声带麻痹。

反常声带运动是指由于声带在吸气时出现矛盾性内收，而在呼气时出现外展，目前病因不详。这种疾病除了在 LEMG 中可观察到反常的募集之外，不存在其他可识别的神经学异常。目前认为咽喉反流在这种疾病的发病机制中起主要作用。质子泵抑制剂疗法和喉部按摩对大多数患者有效。

引起喉神经功能紊乱的代谢性疾病主要包括糖尿病和甲状腺功能异常。其中部分可逆的疾病有甲状腺功能异常、酒精中毒、维生素 $B_1$ 和维生素 $B_{12}$ 缺乏症、铅中毒等；而部分不可逆的疾病有糖尿病等[21]。最常见的与可逆性声带麻痹有关的甲状腺疾病是桥本甲状腺炎（Y.Heman-Ackah，MD，未发表的数据）。在使用环氧合酶 Ⅱ（COX-2）抑制剂治疗桥本甲状腺炎的过程中，声带麻痹和嗓音症状也可出现改善（Y.Heman-Ackah，MD，未发表的观察结果）[22-24]。糖尿病导致神经功能障碍的机制目前认为是供应喉神经的小血管缺血[11, 25]。有人推测，高胆固醇血症和高甘油三酯血症也可能通过类似的机制导致声带麻痹，但缺乏实验数据的证实。

压迫、感染和外伤可以通过干扰神经冲动的传导而导致神经功能障碍。在神经损伤的初始阶段轴浆的流动受到抑制，这一过程称为神经失用。在神经失用阶段，神经结构仍保持完整，所以去除导致压迫的病因后，神经功能常可恢复。当神经受到严重压迫时，会引起沃勒变性而导致脱髓鞘，从而影响神经冲动的传递，这个阶段被称为轴索断裂。在这一阶段神经功能常可通过再生而完全恢复。在沃勒变性持续一段时间后，如果引起压迫的病因仍持续存在，则会发生神经干断裂。一旦发生神经干断裂就失去了引导神经再生的"通路"。在大多数病例中，联带运动会伴随神经的再生而出现。由于神经鞘内的每根神经都含有数百根神经纤维，所以当神经再生发生时，一些神经纤维可能会错误地与其原始末端附近的神经纤维发生连接，从而导致联带运动现象。当联带运动发生时，大脑发送给一块肌肉的神经冲动会通过这种错误的连接传递给另一块肌肉。举个例子，环杓后肌和甲杓肌均由喉返神经支配，如果喉返神经受伤并出现联带运动，环杓后肌可能会被原来支配甲杓肌的神经所支配。在正常发声时，大脑发出信号使甲杓肌收缩的同时，也会发出信号使环杓后肌松弛，以便于甲杓肌带动声带内收。在发生联带运动时，大脑发送给甲杓肌的神经冲动会通过联动连接错误地传递给环杓后肌，这时如果试图发声，环杓后肌也会同时收缩，导致声带外展并引起气息音。

如果神经在手术过程中或由于颈部创伤被切断，会导致其支配的肌肉麻痹。除非通过手术重新连接神经，否则临床上不可能自发产生有效的神经再支配，声带完全麻痹也将随之发生。一般来说，失神经支配会导致肌肉萎缩和变性。这时如果进行神经再支配手术，在上述原因的影响下很可能出现联带运动。但即便出现了联带运动，重新接收到神经冲动的喉肌得以维持肌肉的张力，从而避免发生严重萎缩。在神经再支配手术后或出现联带运动时，很难出现有效的声带运动。

# 总　　结

任何可以损害神经功能、肌肉功能或骨关节活动的因素都可能影响声带的运动。本章回顾了声带运动障碍的基本原理，并列举了很多相关疾病，但不包含喉的良性和恶性肿瘤、其他系统性和炎性疾病（包括肉芽肿性疾病）以及咽喉反流（可引起关节炎和环杓关节固定）。正如下个章节将要讨论的，LEMG 有助于判断大多数声带运动障碍患者的病因和严重程度。

# 参 考 文 献

1. Grossman A, Martin JR, Root HS. Rheumatoid arthritis of the crico-arytenoid joint. *Laryngoscope*. 1961;71:530–544.
2. Polisar IA. The crico-arytenoid joint: a diarthrodial articulation subject to rheumatoid arthritic involvement. *Laryngoscope*. 1959;69:1129–1164.
3. Bridger MW, Jahn AF, van Vostrand AW. Laryngeal rheumatoid arthritis. *Laryngoscope*. 1980;90:296–303.
4. Lawry GV, Finerman ML, Hanafee WN, Mancuso AA, Fan PT, Bluestone R. Laryngeal involvement in rheumatoid arthritis: a clinical, laryngoscopic, and computerized tomographic study. *Arth Rheum*. 1984;27:873–882.
5. Goodman M, Montgomery W, Minette L. Pathologic findings in gouty cricoarytenoid arthritis. *Arch Otolaryngol*. 1976;102:27–29.
6. Paulsen FP, Jungmann K, Tillmann BN. The cricoarytenoid joint capsule and its relevance to endotracheal intubation. *Anesth Analg*. 2000;90:180–185.
7. Sataloff RT. Common infection and inflammations and other conditions. In: Sataloff RT. *Professional Voice: The Science and Art of Clinical Care*. 3rd ed. San Diego, CA: Plural; 2005:807–814.

8. Sataloff RT, Feldman M,Darby KS, Carrol LM, Spiegel JR. Arytenoid dislocation. *J Voice*. 1987;1:368–377.

9. Sataloff RT, Bough ID, Spiegel JR. Arytenoid dislocation: diagnosis and treatment. *Laryngoscope*. 1994;104:1353–1361.

10. Nieman RF, Mountjoy JR, Allen EL. Myasthenia gravis focal to the larynx: report of a case. *Arch Otolaryngol*. 1975;101:569–570.

11. Sataloff RT, Mandel S, Rosen DC. Neurological disorders affecting the voice in performance. In: Sataloff RT. *Professional Voice: The Science and Art of Clinical Care*. 3rd ed. San Diego, CA: Plural; 2005:847–870.

12. Cohen AS. Amyloidosis. In: Wilson JD, Braunwald E, Isselbacher KJ, Petersdorf RG, Martin JB, Fauci AS, Root RK, eds. *Harrison's Principles of Internal Medicine*. 12th ed. New York, NY: McGraw-Hill; 1991:1417–1421.

13. Hellquist H, Olofsson J, Sokjer H, Odkvist LM. Amyloidosis of the larynx. *Acta Otolaryngol (Stockh)*. 1979;88:443–450.

14. Berg AM, Troxler RF, Grillone G, Kasznica J, Kane K, Cohen AS, Skinner M. Localized amyloidosis of the larynx: evidence for light chain composition. *Ann Otol Rhinol Laryngol*. 1993;102:884–889.

15. Bennett JD, Chowdhury CR. Primary amyloidosis of the larynx. *J Laryngol Otol*. 1994;108:339–340.

16. Lewis JE, Olsen KD, Kurtin PJ, Kyle RA. Laryngeal amyloidosis: a clinicopathologic and immunohistochemical review. *Otolaryngol Head Neck Surg*. 1992;106:372–377.

17. Bradley WG, Tandan R. Dermatomyositis and polyomyositis. In: Wilson JD, Braunwald E, Isselbacher KJ, Petersdorf RG, Martin JB, Fauci AS, Root RK, eds. *Harrison's Principles of Internal Medicine*. 12th ed. New York, NY: McGraw-Hill; 1991;2108–2111.

18. Mendell JR, Griggs RC. Muscular dystrophy. In: Wilson JD, Braunwald E, Isselbacher KJ, Petersdorf RG, Martin JB, Fauci AS, Root RK, eds. *Harrison's Principles of Internal Medicine*. 12th ed. New York, NY: McGraw-Hill; 1991;2112–2114.

19. Rabkin R. Paralysis of the larynx due to central nervous system syphilis. *Eye Ear Nose Throat Monthly*. 1963;42:53.

20. Neuschaefer-Rube C, Haase G, Angerstein W, Kremer B. Einseitige rekurrensparese bei verdacht auf Lyme-borreliose [Unilateral recurrent nerve paralysis in suspected Lyme borreliosis]. *HNO*. 1995;43: 188–190.

21. Anderson TD, Anderson DD, Sataloff RT. Endrocrine dysfunction. In: Sataloff RT. *Professional Voice: The Science and Art of Clinical Care*. 3rd ed. San Diego, CA: Plural; 2005:537–550.

22. McComas AJ, Sica RE, McNabb AR, Goldberg WM, Upton AR. Neuropathy in thyrotoxicosis. *N Engl J Med*. 1973;289:219–221.

23. Misiunas A, Niepomniszcze H, Ravera B, Faraj G, Faure E. Peripheral neuropathy in subclinical hypothyroidism. *Thyroid*. 1995;5:283–286.
24. Torres CF, Moxley RT. Hypothyroid neuropathy and myopathy: clinical and electrodiagnostic longitudinal findings. *J Neurol*. 1990;237: 271–274.
25. Shuman CR, Weissman B. Recurrent laryngeal nerve involvement as a manifestation of diabetic neuropathy. *Diabetes*. 1968;17:302.

# 第 **4** 章

# 电生理评估的基础知识

肌电图（electromyography，EMG）是通过记录肌纤维产生的动作电位（电生理活动）来评估运动系统的完整性[1-3]。它特别适用于评估影响下运动神经元、外周神经、神经肌接头和肌肉的各类疾病。肌电图不仅是一项实验室检查，更是临床体格检查的延伸。在行肌电图检查之前，应对患者进行全面的评估，然后根据需要选择检测项目，确定需要检查的神经和肌肉。此外，对异常肌电图的判读必须结合临床表现。对于感兴趣的医务工作者，可参阅相关的文献，文献中有详细的关于肌电图在神经系统疾病诊断和治疗方面应用的解释[1-3]，我们也在附录 3 列出建议深度阅读的文献。

## 神经生理学基础

肌肉或神经纤维细胞膜外是正电位，细胞膜内是负电位，我们称这种电位差为静息电位。肌肉的静息电位是 90mV，下运动神经元的静息电位是 70mV。静息电位反映了细胞膜上离子浓度的差异和细胞膜的选择通透性，细胞内液和细胞外液处于渗透和电平衡状态，但离子在细胞膜两侧的分布是不均等的，细胞内含高浓度的钾离子，而细胞外含高浓度的钠离子和氯化物，这种离子浓度的不均衡分布是由主动运输来维持。通过适当的刺激，神经和肌肉细胞产生动作电位，动作电位是膜通透性暂时改变引起的膜电位快速、短暂的逆转。这种动作电位沿纤维的传播是不衰减的。当膜去极化到一定的临界值时，产生可传导的动作电位，该临界值即为膜的阈电位[4, 5]。运动单位是由一个下运动神经元及其所支配的肌纤维所组成的功能单位，它包括脊髓下运动神经元的细胞体、轴突及其末梢分支、神经肌肉接头和由它们支配的所有肌纤维（图 4-1）。肌肉的神经支配率是指肌纤维数量与支配这些肌

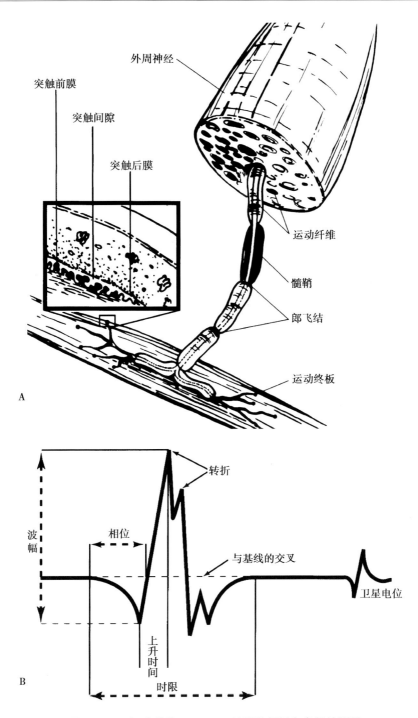

图 4-1　A. 运动单位。B. MUP 波形特征及各参数的测量

纤维的运动神经轴索数量的比值，如小肌肉群（喉肌、眼外直肌、鼓膜张肌和颈阔肌）的神经支配率大约是 25∶1，大肌肉群（腓肠肌内侧头）的神经支配率大约是 1700∶1。神经支配率与肌肉的精细活动有关，神经支配率低的肌肉通常负责高级别的精细动作，而神经支配率高的肌肉通常负责粗大动作。

属于某一个运动单位的肌纤维散在分布在肌肉中，但不成束[6]。根据组织化学特性的不同将肌纤维分为两型，同一个运动单位所支配的肌纤维为同一类型的肌纤维。Ⅰ 型纤维富含线粒体氧化酶而含较少的肌原纤维三磷酸腺苷酶（ATP 酶），Ⅱ 型纤维则相反（表 4-1）。下运动神经元对肌纤维有营养作用，故当肌纤维被另一个运动单位支配时其组织化学特性可能发生相应地改变，也就是说，失神经支配后，出现再生支配，当支配 Ⅰ 型纤维的轴索支配到 Ⅱ 型纤维时，则后者的组织化学特性也相应转化为前者，反之亦然。Ⅰ 型纤维适合长时间维持低张力，Ⅱ 型纤维适合短时间产生高张力[7]。在脊髓神经纤维中，小运动神经元支配 Ⅰ 型肌纤维，大运动神经元支配 Ⅱ 型肌纤维（表 4-2）。

在肌肉轻度收缩时，首先激活细小运动神经元，产生小于 20Hz 低频电冲动，成为肌电图检查中首个记录到的电活动；在肌肉用力收缩时大的运动神经元被激活，产生高达 100Hz 的电冲动。随着年龄的增长，前角细胞的运动神经元显著减少，导致了存活运动单位的神经支配比率增高[8]。

表 4-1  运动单位肌肉成分的特性

| 特性 | S 型运动单位 | FR 型运动单位 | FF 型运动单位 |
| --- | --- | --- | --- |
| 组织化学类型 | 1 | 2A | 2B |
| 毛细血管供给 | 丰富 | 丰富 | 稀少 |
| 收缩特性 | | | |
| 　对疲劳的耐受性 | 高 | 中等 | 低 |
| 　募集阈值 | 低 | 高 | 高 |
| 　颤搐速度 | 慢 | 快 | 快 |
| 　颤搐张力 | 小 | 中等 | 大 |
| 能量代谢途径 | 氧化 | 糖酵解 + 氧化 | 糖酵解 |
| 组织化学染色反应性 | | | |
| 　线粒体氧化酶 | 高 | 中 - 高 | 低 |
| 　肌纤维三磷酸腺苷酶 | 低 | 高 | 高 |
| 　磷酸化酶（糖酵解） | 低 | 高 | 高 |

表 4-2　运动单位运动神经成分的特性

| 特性 | S 型运动单位 | FR 型运动单位 | FF 型运动单位 |
|---|---|---|---|
| 后超极化持续时间 | 长 | 短 | 长 |
| 活动过程中的发放模式 | | | |
| 　发放频率 | 约 20Hz | 高达 100Hz | 高达 100Hz |
| 　发放方式 | 连续 | 爆发 | 爆发 |
| 激活所需刺激强度 | 低 | 中等 | 高 |
| 适应力 | 低 | 中等 | 高 |
| 细胞体大小 | 小 | 中等大 | 大 |

# 电生理诊断装置

　　在电生理诊断过程中，通过连接到一个差分放大器的记录电极来再现产生于肌肉和（或）神经的生理电位，而这个差分放大器必须具备达到 100 000∶1 的共模抑制比和至少 100 000Ω 的高输入阻抗。肌肉动作电位的频率范围在 2~10Hz 之间，肌电图仪的频带通常设置为 10~10000Hz。参考电极也连接到放大器上，所测量到的电位就是记录电极和参考电极之间的电位差。

　　患者检查时必须接地线，以减少电损伤的风险和 60Hz 干扰。采集到的电生理信号实时显示在阴极射线示波器上，并可通过扬声器听到，放大后的信号可通过视觉和听觉被监测到，并可被永久存储在磁带、计算机磁盘或纸上。除了最常用的定性分析，还可行定量肌电图评估。在现代系统中，放大器信号还连接到模拟—数字转换器、微处理器和视频监视器，用于信号的数字显示，实现对原始数据的精细化处理。此外，系统中还装有一个电刺激器，它与微处理器和示波器相连，以便在刺激开始时触发记录系统。一个放大器抑制共模信号的能力是用共模抑制比（CMRR）表示，该比率越高，放大器抑制共模信号的能力就越大。用于临床的肌电图仪首选共模抑制比达到 10 000 的放大器，这意味着放大器的两个输入端上的差模信号比不需要的共模信号大 10 000 倍[9, 10]。在大多数肌电图实验室多使用复杂的多通道系统，设备昂贵，而耳鼻喉科医师在喉肌电图引导下进行肉毒毒素注射治疗或进行诊断时，希望使用更便宜的便携式系统，以便在肌电图室不开放的晚上和周末时方便使用。Xomed（杰克逊维尔，佛罗里达州）（图 4-2）的基本款符合这个要求，它只提供听觉单通道信号，并可以连接电脑提供视觉显示，适用于床旁检测，可用于喉外伤患者的检测，杓状软骨损伤和声带麻痹的鉴别。耳鼻喉科医师的另一个高性价比的选择是使用脑干听觉诱发电位（ABR）。大多数 ABR 单元进行轻微修改，至少可用于单通道肌电图记录。虽然这些设备不能代替一个复杂的多通道肌电图进行系统诊断检测，但可用于特定的临床适应证，特别是正规的肌电图机器缺乏的时候。

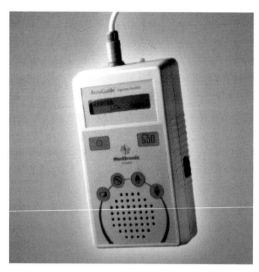

图 4-2　便携式、低成本、单通道肌电图装置
（Medtronics-Xomed，Jacksonville，Florida）

生物组织中的电流由离子运动引起，电子系统中的电流由电子运动引起。离子活动转化为电子运动发生在电极组织交界面。电极通常由导电性良好的金属制成。表面电极和针电极常用于肌电图，表面电极放在皮肤或黏膜上，不穿透表面，虽然它们是非侵入性的，但在喉肌电图里却是最少使用的电极类型。表面电极记录的电位是被激活区域的神经或肌纤维产生的所有单个电位的总和，所以不适合用于研究单个动作电位。

通常，表面电极由直径为 0.5~2.5cm 的金属盘组成。针电极有几种类型：单极、双极、同心、钩状、单纤维（图 4-3A）。单极针电极是一根实心不锈钢针，除针尖端外，其他部分绝缘，参考电极放置在躯体的远端，可以是一个表面电极。这种电极的记录区域是针尖周围的圆形部分，因此，采集的电位形态较同心圆针电极更大、更长、多相波更多，这是因为更多的肌肉纤维在检测区内，且不用减去从电极套管记录到的电位（图 4-3B）。

同心圆针电极是一根中空的不锈钢的针管，内通银丝、钢丝或铂丝，除针尖处外，其他部分完全绝缘。针尖与外套管之间的电位差通过差分放大器测量。由于电极套管起屏蔽作用，电极记录到的电位特性由针斜角的角度和位置来决定，因此电极的简单旋转可以显著改变单个运动单位的特性。

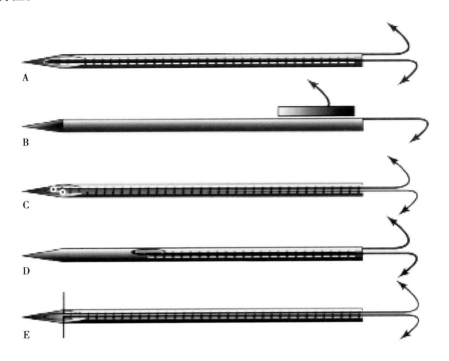

图 4-3A　针电极示意图（A）同心圆针电极：记录电极嵌入针的斜面，针管为参考电极（B）单极针电极：记录电极在针尖端，参考电极可以是置于皮肤上的表面电极或放置在其他地方的针电极（C）双极针电极：有两条铂丝和一个接地外轴（D）单纤维电极：参考电极是嵌入在侧孔中的金属丝的切割端（E）钩状电极：在插入针内有两条钩状电极丝

　　双极针电极是一根内含两条铂丝的中空的针管，每条内丝除针尖处外其他部分都绝缘。套管接地，两条内丝分别连接到差分放大器上，以便测量两条内丝之间的电位差。双极针电极的测定范围较小，仅限于针管内两根金属丝之间的面积，这使得许多常规临床运用不能令人满意。与同心圆针电极相比，双极针采集的电位时限更短、波幅更低[11]。

　　单纤维肌电图是用细金属丝嵌入在针套管的尖端来记录单纤维动作电位，针套管作为参考电极。

　　钩状电极除了被钩住的尖端外其他完全绝缘，钩状电极是用可弯曲的金属丝置于一根套管内，然后同时插入肌肉，当套管拔出的时候，金属丝末端的挂钩起到倒钩作用，稳定电极在肌肉中的位置。显然，这些电极一旦被放置就不能重新定位，但他们很容易弯曲，因此再撤回没有困难。患者对钩状电极的耐受性很好，可长期放置（数小时甚至数天）。

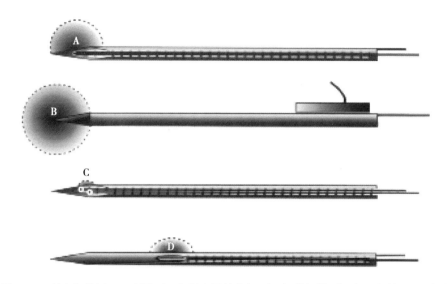

图 4-3B 针电极检测区示意图：（A）同心圆针电极、（B）单极针、（C）双极针和（D）单纤维针电极

## 安全注意事项

因电容耦合，电流可能从电生理系统泄漏。这种电流泄漏可能引发心室颤动导致患者死亡或受伤。为了减少这种并发症的风险，要注意为每位患者接上地线。另外，仪器的电流泄漏不应超过 10 微安[12]。

## 肌电图检查的基本元素

肌电图检查的基本元素在第 5 章中将更详细。肌电图检查和评估由四个部分组成：①插入电活动；②放松时电静息状态；③肌肉小力收缩；④肌肉大力收缩。小力和大力收缩时喉肌电图特征将在第 5 章介绍。

### 插入电位

插入电位是针电极插入肌肉时产生的电信号，通常情况下，针电极插入引起的电活动成簇发放。由于针电极自带电能，当针电极插入肌膜附近时，导致针电极周围的电能发生改变。正常的插入电位持续时间很短，不超过数百毫秒。如果肌纤维膜附近的电流不稳定，插入电位延长，见于神经源性和肌源性损害的早期；而插入电位减少，多见于神经源性和肌源性损害的后期，瘢痕组织或脂肪组织替代正常的肌纤维而导致肌纤维数量明显减少时。

## 自发电位

自发电位是指肌肉在放松时所出现的自发电活动。正常情况下，静息状态下不应有自发电活动。电活动产生于向肌肉发出收缩信号的神经冲动。自发电位发生在具有不稳定电荷的严重失神经支配的肌肉里。它的存在意味着肌肉失神经支配和（或）神经受损，且损伤处于进展期。全身肌肉组织都会有类似的现象，包括喉肌[13, 14]。自发电位通常在失神经支配 2~3 周后产生，因为神经变性到一定程度需要一段时间，才能使神经和肌肉之间没有电冲动。当神经再生开始，肌肉开始接收来自再生神经的电冲动，自发活动逐渐减少。严重的神经损伤可见多量自发电位，此时的自发电位预示着恢复不良。

## 运动单位电位的波形形态

波形形态是指通过肌电图仪获得的运动单位电位的形状、波幅和时限。正常的喉运动单位电位是双相的，它有一个开口向上的正锐波和一个开口向下的负锐波，波幅在 200~500μV 之间，时限约为 5~6 毫秒。运动单位电位的波幅反映的是一个前角细胞支配肌纤维的数量和强度。运动单位电位的时限反映神经电信号传入的速度，与神经绝缘度相关，具有完整功能的、绝缘好的有髓神经纤维传递电冲动的速度比那些无髓神经纤维更快，其神经电冲动从郎飞结的一个节点传递到另一个节点。运动单位电位的形状反映肌膜电活动的变化，在正常情况下是双相的。运动单位电位的波形形态可提供神经是否可能恢复的信息。受伤的神经经历一个失神经和再生的过程，失神经和再生的时间长短会因不同情况而异，可以持续数周至数月。决定失神经或神经再生多少的原因是未知的。在失神经期间，肌肉缺乏神经信号输入，因此不会产生异常波形的动作电位，异常运动单位电位形态是在神经再生过程中产生。神经再生早期阶段，再生的微小神经再次开始营养支配那些因失神经支配而萎缩的肌肉，此时，神经的绝缘性降低，最低程度绝缘的微小神经和弱肌纤维的结合产生的电信号，在喉肌电图检查中表现为波幅小，时限长，和多相形状的运动单位电位，这些波形常被称为新生电位，是受损神经早期再生的征象。随着神经康复，髓鞘逐渐恢复，神经的绝缘性也逐渐提高，支配肌肉纤维的数量也逐渐增多，虽然不是所有的神经纤维都会再生，但再生神经纤维的分支通常比受伤前的分支更多，这使得失神经支配的肌纤维能得到更多神经支配，因此这种持续的神经再生而产生的运动单位电位，比正常运动单位电位波幅更大，时限更长，多相波更多，这些运动单位电位通常被描述为多相或巨大多相电位，它们的存在意味着神经有陈旧性损伤。如果神经未损伤，仅肌肉损伤，这时的运动单位电位的形态不同：因神经完好、功能良好，运动单位电位时限正常或缩短，而肌膜电荷的异常，导致多相波增加，运动单位电位的波幅因肌肉质量和收缩力下降而减小。

### 募集

募集指的是在增加肌肉随意收缩时运动单位的连续激活。正常情况下，随着肌肉收缩强度的增加，运动单位的活动强度增加。另外，新的、未被激活的运动单位被激活以保持收缩的力量。在喉肌肌电图检查中表现为运动单位电位的数目和密度的增加。这种运动单位电位的密度就是募集，因此，募集反映了神经支配的强度，指一个肌纤维内活性神经纤维的数量。

## 异常肌电图的常见表现

当针电极在插入肌肉或在肌肉中移动时产生的爆发电位持续超过几百毫秒时，称为插入电活动增加。这是一个肌膜不稳定的表现，肌源性和神经源性损伤均可导致。插入电活动也可以减少，表示肌肉纤维的减少，并由纤维化组织或脂肪变性组织替代减少的肌纤维，多见于肌源性损伤的晚期和部分神经源性损伤患者。

在静息状态（肌肉不收缩）时，常可见不同种类的异常自发活动。纤颤电位（图4-4）是由单个肌纤维自发放电而产生，波幅为几百微伏，时程小于2毫秒，发放频率比较规则，在1~50Hz。它们可以在针插入肌肉时自发地出现，也可以随着针的移动而出现。多为起始为正相双相波或三相波。这种异常通常多见于神经源性损伤，也会出现在部分肌源性损伤。

正锐波是一个起始部为大的正相，波幅几百微伏，时程小于2毫秒，紧随其后出现一个10~30毫秒时程较宽、波幅较低的负相波，发放频率为1~50Hz。正锐波和纤颤电位通常一起出现，在扬声器上会产生非常有特色的噪声，即使不看示波器屏幕，也能通过辨声识别这些电位。纤颤电位或正锐波通常出现在失神经支配2-3周后，神经损伤后，它们的出现代表失神经支配和轴突缺失。

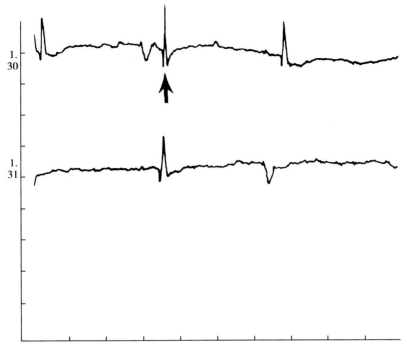

图 4-4 从喉返神经病变患者右侧甲杓肌记录的纤颤电位（实心箭头）和正锐波

当一组肌纤维同步放电时，就会产生复杂重复放电（图 4-5）。通常是一个单个肌纤维去极化后，电位通过"膜 - 膜"旁触传导至相邻的失神经肌纤维，产生一组肌纤维循环放电，这种循环过程反复同时出现，即产生复杂重复放电。它表现为突发突止和奇异图形。发放频率为 5~100Hz，波幅为 100μV~1mV。这种异常波形表明病变进入慢性过程，它可以出现在神经源性损伤或肌源性损伤。

肌强直电位（图 4-6）是重复放电，发放频率为 20~150Hz，波幅为 20μV~1mV，形态可以是正锐波或纤颤电位。这种电位的波幅和频率时大时小，在扬声器中可以听到典型的"轰炸机俯冲样声音"。这些电位自发出现在针尖插入或触碰肌肉时，或肌肉随意收缩时，它们是由肌细胞膜不稳定所致，最常见于临床肌强直疾病，如强直性肌营养不良，但也可以出现在慢性神经源性病变和其他的肌病中，如不伴有肌强直临床症状的纤维肌痛。

在小力自主收缩时，对运动单位电位的形态进行评估，根据其时限、波幅和位相的变化特征来判断病变性质（图 4-7）。在神经源性病变中，会出现一个时限延长、超过 4 位相的多相运动单位电位（图 4-8）。在神经再生的早期，波幅减小，当神经再生完成后，波幅增加。在肌源性病变中，小力

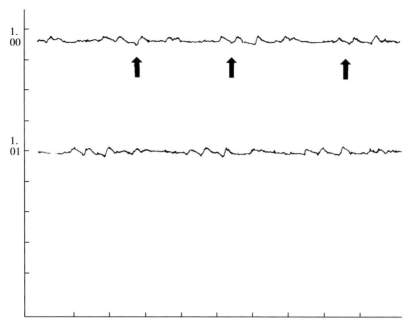

图 4-5 从喉返神经病变患者右侧甲杓肌记录的低波幅复杂重复放电（箭头）

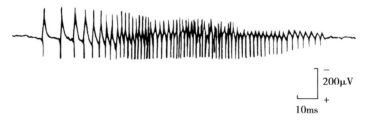

图 4-6 肌强直电位

收缩时运动单位电位时限缩短、波幅减小和多相电位增多，大力收缩时，需要对干扰相和募集进行评估，可出现早期募集现象。当神经冲动到达运动终板时，肌纤维去极化和收缩。因为任何运动单位都含有无数的肌纤维，它们与神经肌肉接头的距离不同，并不是同一个运动单位里的所有肌纤维都同时收缩，所以喉肌收缩一般具有多相[15, 16]。在现实中，肌肉收缩过程中涉及许多运动单位。随着收缩的增加，原有的运动单位电位发放频率增加，并且其他的运动单位逐渐被激活。因此，很多运动单位相互重叠形成了干扰相，这些电位在小力收缩时可以从视觉和声音上进行识别，在大力收缩时，相互重叠。

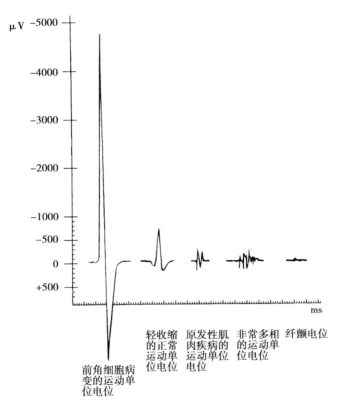

图 4-7　运动单位电位在疾病中的差异

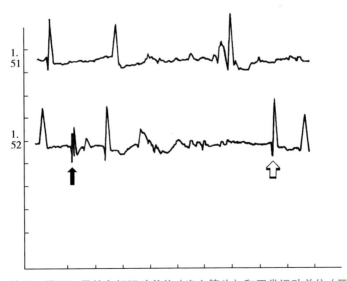

图 4-8　从左环甲肌记录的多相运动单位（实心箭头）和正常运动单位（开口箭头）

　　因此，运动神经元的衰退可以导致一些波峰丢失的募集模式，也就是只有几个运动单位参加收缩，肌电图上出现孤立的运动单位电位。熟练的肌电图医生通过看或听肌电信号来判断肌肉的状态。例如，在正常情况下，上述干扰模式存在于神经完全瘫痪时，刚开始为电静息，正锐波或纤颤电位一般在几周后出现。神经再支配的特点是高波幅、长时限、多相的大运动单位电位。在瘫痪后通常会有运动单位的丢失，从而导致募集减少（低密度的干扰图形）。神经源性损害时，出现募集相减少，即仅有很少一部分具有功能的运动单位快速发放和干扰相减少（图4-9）。肌源性损害时，出现早期快速募集现象，即在肌肉微弱收缩时，显示屏上出现低电压、密度高的干扰相。

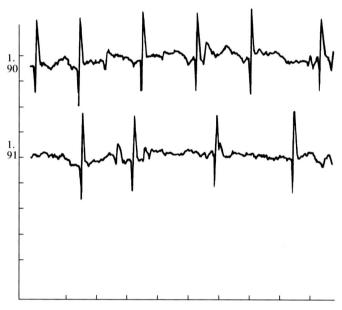

图4-9　喉返神经病变患者右侧甲杓肌记录，募集相减少，仅很少一部分运动单位快速发放

# 单纤维肌电图

单纤维肌电图用于评估单个肌纤维，1963 年 Ekstedt 和 Stalberg 提出了这一技术[17]。常用于神经肌肉接头疾病[18-21]（如重症肌无力）及失神经疾病（如肌萎缩性侧索硬化症）。单纤维肌电图低通滤波器（高频）设置在 8~10KHz，高通滤波器（低频）设置在约 500Hz 以滤除附近的肌纤维的活动干扰。在连续放电过程中，需要通过一个具有阈值触发器的显示器上的延迟线来显示单个肌纤维动作电位，扫描速度设置为每个阶段 2 或 5 毫秒。单纤维针电极的记录表面位于电极轴的边上（见图 4-3）。一条直径 25μm 的金属丝嵌入在尖端 7.5mm 的小树脂接口中[22]，而电极轴作为参考。由于电极的记录表面小，它可能选择性的记录单个肌纤维动作电位产生的等电位线[22-24]。操作时电极放置必须非常靠近要检测的纤维，需要根据视觉和听觉的信息来调整电极，使之处于最佳记录部位。本质上，针电极小于 100μm 的移动即会改变电位的波幅[24, 25]，单肌纤维动作电位时限通常只有几毫秒，测定一般都要在稳定的中等强度随意收缩期间进行。记录的电位可以是一条肌纤维的电位，也可以是同一运动单位支配的两条肌纤维的电位。通常，记录来自同一运动单位的两条纤维（电位对），以便测量颤抖和纤维密度。双电位需要通过听觉反馈，比较声音来定位[22]，当听到清脆声响后，表明针的位置很好。为了记录到针附近的、单根肌纤维产生的电位，需要以下几个标准：峰 - 峰波幅应大于 200μV；峰底到峰值的上升时间应小于 300 微秒（通常在 67~200 微秒之间，中位数为 112 微秒）[24]；波形在连续放电时应保持稳定[26]。尖峰持续时间通常波动于 265~800 微秒（中位数为 470μs）、电压波动于 0.7~25.2mV（中位数为 5.6mV）[26]。

颤抖是指同一运动单位内的两个设定时间的两个激发电位之间的变异，特别是在连续放电时其电位间隔间（interpotential interval，IPI）的变化特点[22, 27]。检测时不需要在最大波幅记录，但必须至少记录 50 个稳定连续放电的配对电位。IPI 反映的是同一运动单位内神经末梢共同分支点到运动终板的长度，沿神经末梢分支的传导速度、神经肌肉接头的传导，从记录电极到终板的距离和肌纤维传导速度[24]。最重要的影响因素是沿神经末梢分支的传导速度、神经肌接头的传导和肌纤维传导速度。如果 IPI 为 1 毫秒或更少，发放速度一致时，神经肌接头传递时间的变化是主导因素[22]。如果 IPI 为 10 毫秒或更长时间，放电率一致时，沿神经末梢分支的传导速度和肌纤维传导速度的变化是可能的主导因素[22]。因此，希望获得神经肌肉传递的信息，最好是用 4 毫秒或更少的 IPIs 记录颤抖[22]。颤抖通常是以短时期测量到的多个 IPI 的平均连续波间期差（mean value of consecutive differences, MCD）表示。在健康受试者中，颤抖通常是 10~50 微秒（MCD），但它有时低到 5 微秒（MCD）[28]。在重症肌无力患者中，颤抖可能超过 100 微秒（MCD）。在肌无力中，可能发生冲动阻滞，即在设定时间内一个或多个单肌纤维达到触发放电时却没有激发放电的现象[22]。当变异分布在两个不同的方向时，会出现双峰颤抖。在正常肌肉 20 种颤抖测量中有 1 种可以发生这种情况[24]，如果不正确地识别和分析，这可能是错误的来源。感兴趣的读者可参考其他文献，以了解关于颤抖测量和计算的复杂技术的更多细节[22, 28-37]。

纤维密度是指同一运动单位的肌纤维数[22, 38, 39]。在一块肌肉内至少有四个部位进行 4 或 5 次测量，通常测量肌肉内 20 种不同部位的不同单肌纤维动作电位，且在最大波幅时取值。单纤维电极的记录半径约为 300μm[22]。在运动单位电位放电过程中所记录的同一运动单位的最佳电位和所有其他具有锁时关系的电位都将被计算在内。将 20 个不同部位记录的所有单纤维动作电位相加，然后除以 20，即为平均纤维密度[22, 40]。

在大多数肌肉，纤维密度测量时仅记录到一个单纤维动作电位发放的比率为 60%~70%[40]，因为 76% 的属于同一个运动单位的所有肌纤维是和其他运动单位的肌纤维是分离的[41]。在特定喉肌中，这些特征（在运动单位中与其他纤维分离的百分比，纤维密度）没有被研究过。在测量纤维密度的过程中，也可测定平均棘波间间隔（mean of the interspike intervals, MISI）。MISI 的计算是将总时限除以间隔数，总时限是指每次随机插针时，同一个运动单位第一个与最后一个单纤维电位之间的时间差；间隔数即为动作电位复合波（棘波）数减 1[22]。小儿麻痹症、肌营养不良和神经再支配早期，MISI 值通常增加。单纤维肌电图比传统的重复电刺激更敏感，在全身型重症肌无力患者中 99% 有异常。然而，在局限型肌无力患者（如眼肌型重症肌无力，特别是喉肌无力）的研究目前还不明确。虽然在局限型肌无力患者中，通过单纤维肌电图所确定的神经肌接头异常的比例不如包括前臂肌肉异常的全身型肌无力患者高，但该技术仍优于其他常规肌电图技术和重复电刺激技术。单纤维肌电图对神经肌接头异常患者如重症肌无力可能特别有帮助，但它会受药物如溴吡斯的明的影响，另外任何有神经肌接头传递异常的疾病也可出现异常，包括神经病变和肌病，如肌萎缩侧索硬化和神经损伤的患者。因此，在缺乏临床资料和其他肌电图检查的情况下，不能单独使用这种技术进行诊断。

对于疑似肌无力患者来说，颤抖测量非常有帮助；而对于近期和长期失神经支配的患者来说，除颤抖外，纤维密度也有帮助，但也存在缺陷。单纤维肌电图结果应结合临床表现和其他电生理诊断技术的结果加以解释。

# 参 考 文 献

1. Daube JR. AAEM minimonograph #11: needle examination in clinical electromyography. *Muscle Nerve*. 1991;14:685–700.

2. Kimura J. *Electrodiagnosis in Diseases of Nerve and Muscles: Principles and Practice*. 2nd ed. Philadelphia, PA: FA Davis Company; 1989.

3. Lindestad P. *Electromyographic and Laryngoscopic Studies of Normal and Disturbed Voice Function*. Stockholm, Sweden: Departments of Logopedics and Phoniatrics and Clinical Neurophysiology, Huddinge University Hospital; 1994.

4. Kandel ER, Schwartz JH, Hessell TM. Ion channels. In: Kandel ER, Schwartz JH, Hessell TM, eds. *Principles of Neuroscience*. 4th ed. New York, NY: McGraw-Hill; 2000:105–125.

5. Kandel ER, Schwartz JH, Hessell TM. Propagated signaling: the action potential. In: Kandel ER, Schwartz JH, Hessell TM, eds. *Principles of Neuroscience*. 4th ed. New York, NY: McGraw-Hill; 2000:150–175.

6. Burke RE. Physiology of motor unit. In: Engle AG, Franzini-Armstrong C, eds. *Myology*. New York, NY: McGraw-Hill; 1994:464.

7. Dubowit CV, Pearse AGE. A comparative histochemical study of oxidative enzyme and phosphorylase activity in skeletal muscles. *Histochemie*. 1960;2:105–117.

8. Aminoff MJ. Properties and functional organization of motor units. In: Aminoff MJ. *Electromyography in Clinical Practice*. 3rd ed. New York, NY: Churchill Livingston; 1998:33.

9. Gitter AG, Stolov WG. Instrumentation and measurement in electrodiagnostic medicine, part I. *Muscle Nerve*. 1995;18:799–811.

10. Gitter AG, Stolov WG. Instrumentation and measurement in electrodiagnostic medicine, part II. *Muscle Nerve*. 1995;18:812–824.

11. Guld C, Rosenfalck A, Willison RG. Report of the committee on EMG instrumentation: technical factors in recording electrical activity of muscles and nerve in men. *Electroencephalogr Clin Neurophysiol*. 1970;28:399–413.

12. Starmer CF, McIntosh HD, Whalen RE. Electrical hazards and cardiovascular function. *N Engl J Med*. 1971;284:181–186.

13. Koufman JA, Walker FO. Laryngeal electromyography in clinical practice: indications, techniques, and interpretation. *Phonoscope*. 1998;1:57–70.

14. Sittel C, Stennert E, Thumfort WF, Dapunt U, Eckel HE. Prognostic value of laryngeal electromyography in vocal fold paralysis. *Arch Otolaryngol Head Neck Surg*. 2001;127:155–160.

15. Faaborg-Andersen, K. Electromyographic investigation of intrinsic laryngeal muscles in humans. *Acta Physiol Scand*. 1957;41(suppl 140):1–149.

16. Haglund S. The normal electromyogram in human cricothyroid muscle. *Acta Otolaryngol (Stockh)*. 1973;75:448–453.
17. Ekstedt J, Stalberg E. A method of recording extracellular action potentials of single muscle fibres and measuring their propagation velocity in voluntarily activated human muscle. *Bull Am Assoc EMG Electrodiagn*. 1963;10:16.
18. Ekstedt J, Stalberg E. Single muscle fibre electomyography in myasthenia gravis. In: Kunze K, Desmedt JE, eds. *Studies in Neuromuscular Disease*. Basel, Switzerland: Karger; 1975:157–161.
19. Howard JF, Sanders DB. Serial single-fiber EMG studies in myasthenic patients treated with corticosteroids and plasma exchange therapy. *Muscle Nerve*. 1981;4:254.
20. Schwartz MS, Stalberg E. Myasthenia gravis with features of the myasthenic syndrome: an investigation with electrophysiologic methods including single fibre electromyography. *Neurology*. 1975; 25:80–84.
21. Stalberg E, Ekstedt J, Broman A. The electromyographic jitter in normal human muscles. *Electroencephalogr Clin Neurophysiol*. 1975;31:429–438.
22. Stalberg E, Trontelj JV. *Single Fiber Electromyography in Healthy and Diseased Muscle*. 2nd ed. New York, NY: Raven Press; 1994.
23. Ekstedt J, Stalberg E. How the size of the needle electrode leading-off surface influences the shape of the single muscle fibre action potential in electromyography. *Comput Programs Biomed*. 1973;3: 204–212.
24. Ekstedt J, Stalberg E. Single fibre electromyography for the study of the microphysiology of the human muscle. In: Desmedt JE, ed. *New Developments in Electromyography and Clinical Neurophysiology*. Basel, Switzerland: Karger; 1973:89–112.
25. Fuglsang-Frederiksen A, LoMonaco M, Dahl K. Electrical muscle activity during a gradual increase in force in patients with neuromuscular diseases. *Electroencephalogr Clin Neurophysiol*. 1984;57: 320–329.
26. Ekstedt J. Human single muscle fibre action potentials. *Acta Physiol Scand*. 1964;61(suppl 226):1–96.
27. Stalberg E, Ekstedt J, Broman A. The electromyographic jitter in normal human muscles. *Electroencephalogr Clin Neurophysiol*. 1971;31(5):429–438.
28. Ekstedt J, Stalberg E. Abnormal connections between skeletal muscle fibers. *Electroencephalogr Clin Neurophysiol*. 1969;27:607–609.
29. Thiele B, Stalberg E. The bimodal jitter: a single fibre electromyographic finding. *J Neurol Neurosurg Psychiatry*. 1974;37:403–411.
30. Stalberg E. Propagation velocity in human single muscle fibers in situ. *Acta Physiol Scand*. 1966;70(suppl 287):1–112.

31. Mihelin M, Trontelj JV, Stalberg E. Muscle fiber recovery functions studied in the double pulse stimulation. *Muscle Nerve*. 1991;14: 739–747.

32. Sanders DB, Stalberg EV. AAEM minimonograph #36: single-fiber electromyography. *Muscle Nerve*. 1996;19:1069–1083.

33. Ekstedt J, Nilsson G, Stalberg E. Calculation of the electromyographic jitter. *J Neurol Neurosurg Psychiatry*. 1974;37:526–539.

34. Stalberg E, Ekstedt J, Broman A. The electromyographic jitter in normal human muscles. *Electroencephalogr Clin Neurophysiol*. 1971;31(5):426–438.

35. Bromberg MB, Scott DM; Ad Hoc Committee of the AAEM Special Interest Group Single Fiber EMG. Single fiber EMG reference values: reformatted in tabular form. *Muscle Nerve*. 1994;17(7):820–821.

36. Gilchrist JM; Ad Hoc Committee of the AAEM Special Interest Group on Single Fiber EMG. Single fiber EMG reference values: a collaborative effort. *Muscle Nerve*. 1992;15:151–161.

37. Hilton-Brown P, Stalberg E. The motor unit in muscular dystrophy, a single fibre EMG and scanning EMG study. *J Neurol Neurosurg Psychiatry*. 1983;46:981–995.

38. Gath I, Stalberg E. On the measurement of fibre density in human muscles. *Electroencephalogr Clin Neurophysiol*. 1982;54:699–706.

39. Trontelj JV. H-reflex of single motoneurones in man. *Nature*. 1968; 220:1043–1044.

40. Stalberg E, Thiele B. Motor unit fibre density in the extensor digitorum communis muscle: single fibre electromyographic study in normal subjects of different ages. *J Neurol Neurosurg Psychiatry*. 1975;38:874–880.

41. Brandstater ME, Lambert EH. Motor unit anatomy, type and spatial arrangement of muscle fibers. In: Desmedt JE, ed. *New Developments in Electromyography and Clinical Neurophysiology*. Basel, Switzerland: Karger; 1973:14–22.

# 第5章

# 喉肌电图

1944年，Weddel等首次介绍了喉肌电图（LEMG）[1]，20世纪50年代，Faaborg-Andersen[2-4]等对其进行了大幅度的改进，到了20世纪60年代和70年代，不同研究者进一步的研究使得越来越多的人开始意识到肌电图在喉科中的潜在重要性[5-29]。

在整个20世纪80年代和90年代期间，喉肌电图逐渐发展成为对喉科嗓音疾病的评估、诊断和治疗非常有价值的辅助手段[30-34]。喉肌电图检查易于操作，风险低，在门诊诊室就可以进行，其可用于评估多种喉部疾病，使临床医生能够区分上运动神经元、下运动神经元、周围神经、神经肌接头、肌病和机械障碍性疾病等病变，也可用于评估喉神经麻痹患者的预后以及指导痉挛性发声障碍患者的肉毒素注射。熟练的喉肌电图检查者对于整个嗓音治疗团队来说是一份不可估量的财富。

喉肌电图可评估喉部运动系统的完整性和整合功能，其不单是一项实验室检查，更是喉部检查的拓展。何时需要喉肌电图检查、选择哪块肌肉以及选择何种肌电图技术，其评判标准取决于全面的病史和体格检查。喉肌电图结果需要在充分考虑临床实际情况的前提下由专家来解读。肌电图检查通常由神经科医师、物理治疗师、电生理学家或熟练掌握此技术的喉科医师执行。

喉肌电图检查的禁忌证很少，凝血功能障碍或服用抗凝药物（如华法林）是相对禁忌证，但当电生理的临床评估价值大于轻度增加的出血风险时，依然可以进行检查。作者已经多次为服用抗凝药物的患者进行喉肌电图检查，迄今为止没有出现并发症。但不应对安装起搏器的患者进行重复电刺激实验。

# 喉肌电图的技术层面

有关 EMG 的生理学基础和基本原理，前面章节已经讨论过，这里不再赘述。本章着重讨论对喉肌电图检查特别重要的、技术方面的问题。目前喉肌电图电极类型的选择仍然存在争议，应以临床适应证为指导进行选择。表面电极安置在皮肤或黏膜表面，为非侵入性，但特异性和敏感性最差。由于喉肌小且彼此靠近，所以通常表面电极对诊断性肌电图检查没有用，但它对喉科医生仍有一定的价值，例如：使用内置表面电极的气管导管[34]监测甲状腺术中的喉返神经功能，表面电极也可用于记录环杓后肌的活动和其他喉肌功能[35-36]以及生物反馈[37-38]。喉部检查通常使用插入性的同心或单极针电极。同心圆针电极由作为参考电极的针管和中心绝缘芯组成，其尖端为斜面，采样区域由针尖斜面角度控制。同心圆针电极采集的结果稳定且具有可重复性[39-42]，因此经常被使用，但是，位置或角度的轻微变化都可能会改变结果。在接近激活的阈值水平，同心圆针电极甚至能够记录单个运动单位。单极针电极是针状电极，除了靠近其尖端的小部分外，其他部分是绝缘的，参考电极放置在远处且可以是表面电极。当需要识别单个运动单位电位或选择非常接近电极处的电活动时，同心圆针电极较单极针电极更为可取。当然，这也可以通过小型的双极针电极来实现，其针管内包含两根绝缘导线，但单极针电极能对喉内肌的整体活跃性提供更有用的分析。一些研究者认为单极针电极采集的结果准确度欠佳，因为它们可能检测到来自相邻喉肌的信号，但这通常不成问题。由于操作简单，单极针电极可以更快速地评估所检测喉内肌的整体募集反应，许多有临床意义的信号（如纤颤电位或正锐波），都可以通过单极针电极检测到，因此可以满足大多数的临床需求。单个运动单位的详细信息可以使用连接电极或钩状电极获得。另外，单极针电极也可由用于治疗的空心针构成，用于 EMG 引导下肉毒素等物质的注射。单纤维肌电图在确诊诸如重症肌无力和脊髓灰质炎后综合征等疾病中具有价值。传统上，钩状电极主要用于喉部科研，但同样也具有临床价值。钩状电极富有弹性，因此尽管患者有移动，电极通常也能保持在良好的位置上，并且能够耐受长时间的检查。因此，它们对于在发声、吞咽和颈部位置改变等喉部运动过程中喉功能的研究是有价值的。钩状电极可以在全麻下安置在儿童身上，在孩子醒来后进行发声时的喉肌电图检查。钩状电极由细金属线（30 号针头）组成，除了尖端外，其他地方是完全绝缘的。针被用于协助钩状电极的插入，当拔针时，电极顶端的钩子起到倒钩的作用，固定电极在肌肉中的位置。钩状电极一旦被放置就不能改变位置，但由于可以弯曲，因此可以轻松取出，柔韧性和小身材使其具有良好的耐受性。自 Basmajian 和 Steco[43] 在 1962 年报道了钩状电极的概念，其目前已具有多种用途。虽然很早就认识到钩状电极在动态系统（如喉部）[43] 长期研究中的优点，但并未在临床应用中普及，可是仍有一些临床医师使用钩状电极研究环杓后肌，借助由 W.Thumfart 设计、Wolf Company（Vernon Hill，Illinois）生产的插入器。Peak Woo 医生也在临床实践中使用多达四个电极组成的定制电极针（Peak Woo，MD，personal communication，2000）。钩状电极同样存在技术上的缺点，肌肉的收缩会改变两个目标肌纤维之间的距离，进而改变两个电极间的距离，导致测量结果的偏差[23]。本书作者常规使用经皮单极针电极，患者取仰卧位，使颈部充分伸展，由于检查不会很痛苦，且局部麻醉可能会影响检测结果（特别是环甲肌），因此一般不使用局部麻醉。接地电极和参考电极均使用表面电极，参考电极放置于脸颊上。为了达到诊断目的，我们通常测试环甲肌、甲杓肌和环杓后肌，在某些特殊情况下，还要测试额外的肌肉。如果怀疑有癔病、诈病或联带运动，需要同时记录外展和内收的信号。如果考虑有喉肌张力障碍，肌电图需与声学数据协同诊断。Blitzer 等[44] 观察到，电信号起始和声信号起始间的延迟时间正常为 0~200 毫秒，在痉挛性发声障碍的患者中可以延长到 500 毫秒 ~1 秒[40]。检查前用酒精消毒皮肤，将针电极插入肌腹。环甲切迹是针插入时的解剖参考位置，为了定位环甲切迹，在患者颈部充分伸展时找到环状软骨，紧靠环状软骨上方的小凹陷即环甲切迹，也称环甲间隙或环甲膜。肥胖或曾做过气管切开的患者，环甲切迹较难定位。在距离环甲膜中线旁开约 0.5cm 的位置插入针电极，并向侧方 30-45° 进针以评估环甲肌（图 5-1 和图 5-2），进针深度约 1cm，嘱患者发由低到高的 /i/ 音来确认针的位置，肌电活动急剧增加表示针电极位于环甲肌中。关于甲杓肌的检查方法，原著中提及的方法如下，在距离环甲膜中线旁开约 0.5cm 的位置插入针电极，并向上 30°~45° 的方向进针以评估甲杓肌，进针深度约 1~2cm，嘱患者发 /i/ 音来确认电极的位置，肌电活动急剧、持续的增加表示电极位于甲杓肌中。这种方法的优势是电极不进入气道，不会刺激气道黏膜引起咳嗽，如果出现咳嗽，则应拔出电极并重新插入。另外一种目前也较为常用的方法，经本书译者同原著作者邮件交流后，获得认可并同意加入，方法如下：在环甲膜中线旁开约 0.5cm 的位置插入针电极，进入气道，此时可以感觉到明显的突破感和听到特殊的气道声音（呼呼似吹风样），然后斜向后上外 30°~45° 的方向进针，进针深度约 1~2cm，可一次进针依次检查双侧声带，确认电级位置的方法同上。环杓后肌的检查方法也有以下两种：一种是旋转喉部，使针电极贴近甲状软骨板后方进入环杓后肌；另一种是使针电极穿过环甲膜、气道和环状软骨的后板进入环杓后肌。

后一种方法通常用于喉部钙化不明显时，例如年轻女性。环杓后肌的位置比多数医生认为的要低得多，电极位置插入过高是环杓后肌定位困难的常见原因，通过在吸气时肌电活动增加而在吞咽和发 /i/ 音时肌电活动减弱来确认

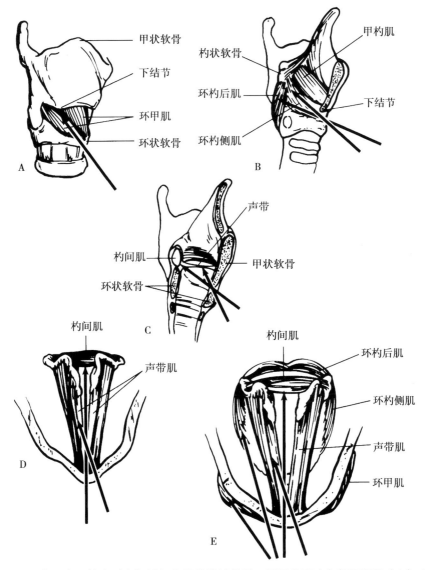

图 5-1　喉肌电图检查时电极插入喉肌的进针位置。图示的肌肉包括环甲肌（A）、环杓侧肌和环杓后肌（B），以及杓间肌和甲杓肌（C）。同时显示了电极插入 5 块主要喉肌的进针位置（D 和 E）。一些患者可以通过穿透杓间肌（E）和环状软骨（通常向后偏离中线左侧或右侧几毫米）插入环杓后肌

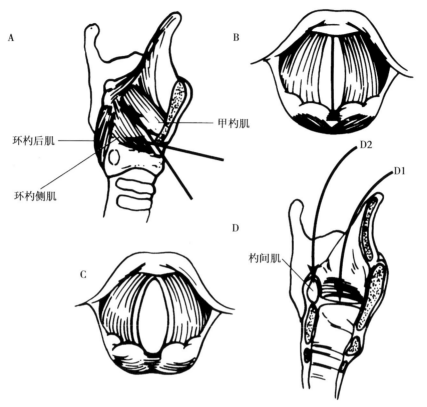

图 5-2　喉肌电图检查时电极插入的替代方法，包括对声带肌（甲杓肌）的改良方法
（A）、经口插入环杓后肌的进入点（B）、经口插入杓间肌的进入点（C）及经口插入甲
杓肌（D1）和杓间肌（D2）的进入点

电极的位置。环杓侧肌比甲杓肌略低，且更靠侧后方。由于甲杓肌和环杓侧
肌之间的触发模式不同，因此可以通过肌电活动的不同来确认电极是否插入
成功。当电极位于甲杓肌中，患者发 /i/ 音，整个发声期间的肌电活动水平相
对稳定。当电极位于环杓侧肌中，环杓侧肌带动声带突向中线靠近时，肌电
活动大幅增加；维持声带在内收位置时，肌电活动迅速下降至较低的水平。

　　甲杓肌、环杓后肌、环杓侧肌和杓间肌的电极可以在纤维喉镜的引导
下或在手术室中放置[45-46]。和身体其他部位的肌电图检查一样，喉肌电图
的检查由四部分组成，包括插入电活动、放松时电静息状态、肌肉小力收缩
和肌肉大力收缩。针电极插入肌肉和在肌肉中的任何移动，都将机械刺激肌
膜导致电活动的爆发，持续时间不超过几百毫秒（图 5-3）。正常静息状态时，
记录不到肌电活动，但喉肌很少处于生理静息状态，当电极靠近神经肌接头
时，可以记录到正常的生理活动：终板电位和终板噪声。肌肉小力收缩时，

可以记录到 1~2 个运动单位电位，其发放频率为每秒 2~5 次。从喉部肌肉记录的运动单位电位的平均时限为 3~7 毫秒，波幅为 150~800μV [3, 10, 17, 24]。大多数得出这些参数的研究都使用同心圆针电极，如果使用单极针电极，记录的运动单位电位的平均时限多为 5~6 毫秒，波幅多为 200~500μV [47]（图 5-4）。随着收缩强度的增加，运动单位电位的发放频率增加，募集到的运动单位电位更多更大，填充整个屏幕显示器，使得运动单位电位彼此之间不能区分，被称为完全干扰相模式 [48]（图 5-5），通常在最大等长肌收缩达到约 30% 时获得 [42]。如果使用同心圆针电极，则电极记录范围内有大约 100~150 根肌纤维。在所有的肌肉被动员的过程中，运动单位以每秒 30~50 个的频率非同步发放，产生的电位以间隔大约 1 毫秒的时间出现 [49]。

## 喉肌电图的解析

喉肌电图可以在一定程度上进行定性或定量评估。解析过程必须充分认识到肌电图检查技巧的重要性和判断检查结果时隐含的主观性。定性评估通过聆听放大的信号声及查看显示屏上的图像进行，熟练的肌电图检查人员可以从中获得很多有关神经肌肉复合体状态的信息。正常喉部肌肉的单个运动单位电位常具有微小的多相位（1~3 个相位）[3, 10]，但超过四个相位属于异常。只要检查者确定针电极在正确的肌肉中，完全失神经支配时的电静息就很容易被解释，其他异常如纤颤电位、正锐波、巨大电位、波幅和时限异常也很容易被识别。如果肌电图检查者对喉肌缺乏深入细致的认识，就很难识别神经再支配后由运动单位数量减少而导致的干扰模式减弱。根据我们的经验（图 5-6），肌电图检查者利用听觉和视觉数据，结合自己对预期肌肉大

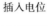

插入电位

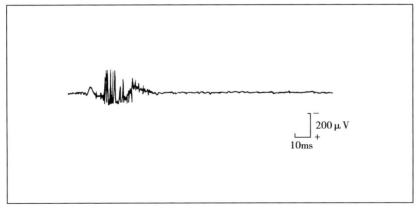

图 5-3　正常插入电位

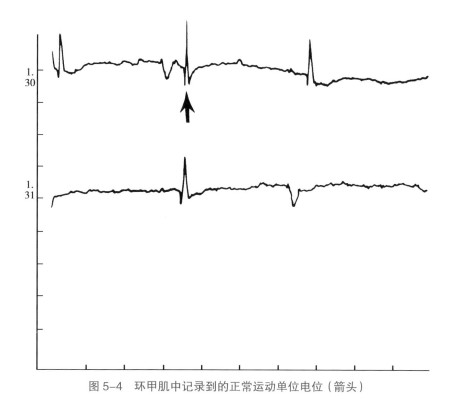

图 5-4 环甲肌中记录到的正常运动单位电位（箭头）

募集模式

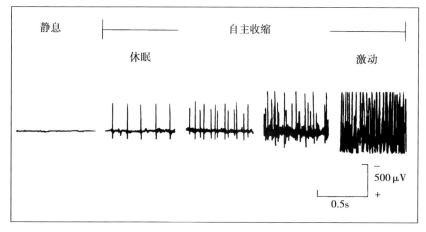

图 5-5 正常的募集模式

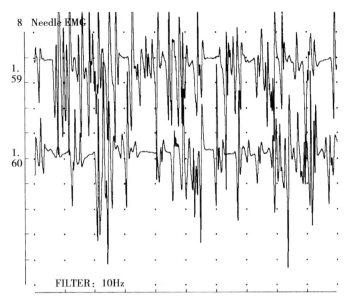

A

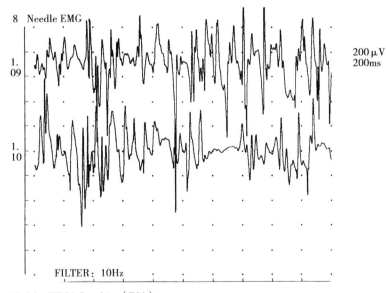

B

图 5-6 A. 肌肉大力收缩时的完全募集模式。B. 肌肉大力收缩时，运动单位募集减少约 30%

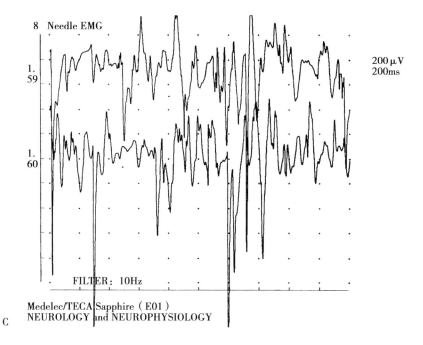

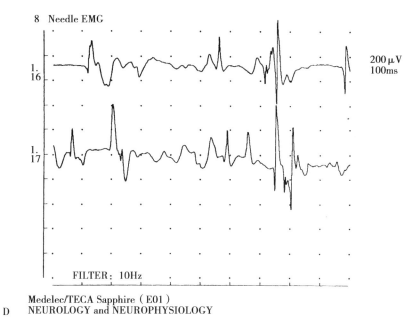

图 5-6　C.肌肉大力收缩时，运动单位募集减少约 50%。D.肌肉大力收缩时，运动单位募集减少约 70%

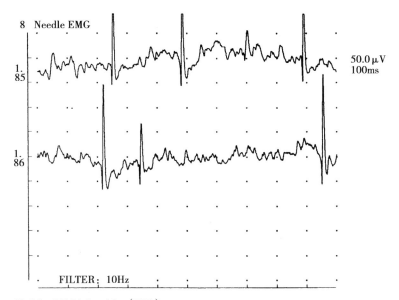

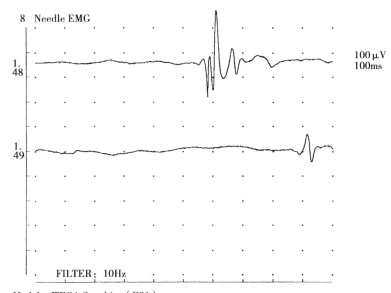

图 5-6　E. 肌肉大力收缩时，运动单位募集减少约 80~90%。F. 肌肉大力收缩时，展示一个单独的多相运动单位电位。喉返神经损伤后大约 1 年，募集减少近 100%

力收缩的知识，可以估计每块检查喉肌中正常募集的百分比，这与实际检查结果具有很好的一致性，临床上证明这方法是有用的。对喉肌电图信号的正规定量分析具有很大的挑战性，因此，一些研究人员已经开始使用集成的、平稳的数字化信号[9, 26, 50, 51]。该方法利用的是信号的发放频率和平均波幅，数据信号的波幅被用于评估肌肉最大电活动的百分比，这与临床上使用的及上面讨论的募集百分比方法类似。然而，在临床实践中存在的近似肌肉最大电活动在实验室中却可能面临挑战，评估结果只能代表近似。此外，使用数字化平稳合成信号的方法会丢失有关发放频率和波幅之间关系的数据。

研究人员还试图通过测量信号的波幅来量化肌肉的电活动，忽略其频率和密度[3, 18, 29]。值得一提的是，波幅可能受许多因素影响，包括年龄和温度[41]，以及被测肌纤维和针电极间的距离。负波上升时间或第一个负波起始到波峰间的距离，与被测肌纤维和针电极之间的距离有关，并且应小于 200 毫秒，超过 200 毫秒对评估运动单位电位没有意义[40, 41]。由于神经生理学的基本原理，两次肌电图检查间的直接比较是没有意义的，特别当使用同心双极针电极或钩状电极对小面积进行采样时，但当使用单极针电极对较大面积肌肉进行采样时，相关问题较少。同心圆针电极还允许对干扰模式进行转折 / 波幅分析，用于评估一些"消失"的运动单位，这种技术在 1964年出现[52]且需要采用计算机分析。一个"转折"是指波幅在 100μV 或更大时的两个连续移位，在转折之间的平均波幅是可以被测量的。平均波幅在肌肉最大力收缩时最大，但是转折值在肌肉收缩达到最大力收缩的 50% 时最大[53, 54]。与大肌肉相比，小肌肉的转折增幅较大，波幅增幅较小[55]，女性的转折和波幅值低于男性。通过在一块肌肉内的多个点记录电信号，可以制成用来定量分析转折 / 波幅的"散点图"。转折 / 波幅分析已经用于较大的骨骼肌且已经证实有助于区分正常肌肉、周围神经损伤[52, 55-58]以及神经源性疾病之间的电位差异[58]。Fuglsang-Frederiksen 及其合作者[58-60]证实，当肌肉收缩达到最大力收缩的约 30% 时，转折 / 波幅分析是最有效的。尽管如此，使用这种喉肌检查技术的经验仍很少，有证据表明转折 / 波幅分析可能不像视觉分析或其他分析运动单位电位的方法那样敏感[61, 62]。Lindestad 有关喉肌电图转折 / 波幅分析的研究[41]发现这种方法在诊断方面的价值比常规分析方法小。

## 喉肌电图的临床应用

喉肌电图对各种影响喉肌或其神经支配的疾病具有诊断价值，常见以下这些疾病：

1. 下运动神经元疾病。
2. 评估喉返 / 喉上神经不完全麻痹或完全麻痹。
3. 声带麻痹预后判定。
4. 鉴别神经麻痹和杓状软骨固定。
5. 诈病和心因性发声障碍。
6. 基底神经节病变。
7. 喉肌张力障碍和各种震颤。
8. 肌病。
9. 神经肌接头疾病。
10. 上运动神经元疾病。

## 下运动神经元和喉神经疾病

在下运动神经元和喉神经疾病中，插入电位增加；出现正锐波、纤颤电位、复杂重复性放电和偶发的肌强直性放电；运动单位电位的时限随着相数的增加而延长，波幅可以增大或减小；随着募集的减少和剩余运动单位的快速发放出现不完全的干扰模式。

喉肌电图常用于评估以下下运动神经元患者的声音嘶哑和吞咽困难，包括：肌萎缩侧索硬化、格林巴利综合征、小儿麻痹症、脊髓灰质炎、脊髓灰质炎后综合征[63-65]、多系统萎缩（帕金森综合征）[66, 67]、腓骨肌萎缩症[68]及其他前角细胞、神经根和周围神经退行性疾病等具有下运动神经元问题的患者。以上疾病的喉肌电图异常与喉部神经疾病的肌电图异常相似，都是下运动神经元异常。Palmer 等[69]发现运动单位动作电位的募集对预测上、下级神经元疾病具有高敏感性（82％）和高特异性（92％）。

喉肌电图有助于评估声带麻痹[70]。Simpson 等[71]研究了 34 例经喉镜和喉肌电图检查确诊的特发性声带麻痹患者，结果显示 29 例存在甲杓肌的急性和慢性失神经支配，提示喉神经病变；5 例存在环甲肌失神经支配，提示喉上神经病变；1 例同时存在甲杓肌和环甲肌的失神经支配，提示近喉端的神经或迷走神经的病变。Koufman 等[72]最近报道了 50 例确诊为声带麻痹且均表现出发声困难的患者，发现 40％的患者并发喉返神经和喉上神经麻痹，44％的患者为单纯喉返神经麻痹，16％的患者为单纯喉上神经病变。

喉上神经麻痹的临床重要性得到越来越广泛的认可[66, 67, 71, 73-76]，喉肌电图检查对喉上神经麻痹的确诊尤其有帮助[75]。喉上神经麻痹可能是造成弓形声带、无法放声、声音调控及抗疲劳性异常的重要原因。喉上神经麻痹也可能导致代偿性的肌紧张性发声困难，进而导致病理性的结构变化，如结节、假性囊肿和囊肿。在这种情况下，喉肌电图有助于识别潜在的主要问题（神经麻痹），指导选择合适的治疗方案。

喉肌电图可以帮助判定喉部麻痹的预后，研究表明其阳性预测值可高达 90%[73, 77-81]。正常运动单位电位波形和募集的出现（表明不完全神经损伤）预示良好的神经功能恢复；正锐波和纤颤电位的出现以及运动单位电位（多相或正常）的缺失预示神经功能恢复不良[73, 77]。应该强调的是，神经再支配的出现并不一定能保证功能的恢复，至少自 1963 年以来，喉科界已经意识到联带运动的存在[82]，因拮抗肌可能受再生神经的平等支配，导致神经再支配的喉肌丧失正常的运动功能。Blitzer 等使用肌电图的方法研究了这一重要问题[83]。在这种背景下，Sataloff 教授和两位 Rontal 医生（Michael Rontal 和 Eugene Rontal 私下交流，1997）使用肉毒素注射治疗声带联带运动，将肉毒素注射到已经"麻痹"的声带，这貌似有些不合常规，其根本是根据患者的病情，选择注射不同的肌肉消除联带运动以改善内收或外展功能。联带运动必须和癔症、诈病相鉴别，癔症和诈病也出现内收和外展的同步激活，但与联带运动不同，通常表现为双侧对称。喉肌电图也可用于儿童声带麻痹的评估，儿童患者容易发生双侧声带麻痹，且难以通过喉镜检查准确评估[84-86]。

喉肌电图可用于鉴别机械性损伤，如喉肌电图检查正常，就可以将杓状软骨机械性固定同神经性损伤相鉴别[87-90]。Sataloff 等[90] 和 Yin 等[91] 已经注意到某些杓状软骨脱位患者同时也存在肌电图的异常，根据 Sataloff 的经验，这种情况最常见于甲杓肌，这可能与引起脱位的直接创伤和（或）出血有关。脱位和麻痹有时是并存的，检测多块由喉返神经支配的肌肉（包括环杓后肌），并对喉功能进行定量评估，对诊断这种状况很有帮助，例如：甲杓肌募集反应减少 30% 是异常的，但不足以解释声带为什么固定。此时如果检测发现由喉返神经支配的其他所有肌肉都正常且杓状软骨半脱位或脱位，则肌电图异常可能由于创伤后肌肉损伤和瘢痕引起，患者不应被诊断为麻痹；如果检测发现由喉返神经支配的所有肌肉功能都下降，则即使存在杓状软骨脱位，诊断为麻痹也是合适的。

Sataloff 等在 2010 年发表了一项关于喉肌电图临床价值的深入研究[92]，对 751 例患者进行回顾性研究，发现麻痹的严重程度与获得满意疗效所选择的治疗之间存在相关性。喉肌电图对预测患者是需要单独的嗓音治疗还是需要与手术联合治疗方面具有很高的价值。当频闪喉镜检查怀疑声带运动异常时，需进行喉肌电图检查，95.9% 频闪喉镜检查疑似麻痹的患者和 14 位（共 62 例患者，占 22.5%）频闪喉镜检查不考虑麻痹但嗓音疾病病因不明（特别是发声疲劳）的患者，经喉肌电图检查均确诊为神经不完全麻痹或者完全麻痹。

对 689 例疑似神经损伤的患者进行不完全麻痹 / 完全麻痹和声带病变侧的评估，其中 493 例（71.5%）频闪喉镜和喉肌电图的诊断结果是一致的。对这些患者的进一步随访表明，在大多数情况下，通过电生理测量可以准确地识别出病变侧。在预计喉肌电图检查正常的患者中，有 77.4% 的患者在实际喉肌电图检查时发现双侧 4 条神经均正常，而在频闪喉镜检查怀疑有声带麻痹的患者中，仅有 4% 的患者发现双侧 4 条神经均正常。该研究结果显示喉返和喉上神经麻痹、波动性麻痹和其他异常情况存在的普遍性，并提供有关专业和非专业用嗓者喉部神经功能障碍发生率的数据。最有趣的是，该研究证实，轻度麻痹患者可以通过非手术治疗得到治愈；中度麻痹患者对单独的嗓音训练或手术治疗的效果都很满意；而严重麻痹的患者，更愿意接受手术。麻痹程度的阳性预测值为 96.8%，阴性预测值为 46.5%。需要注意的是，这些数据是回顾性研究获得的，喉肌电图的研究结果并不能作为选择手术方案的决定因素。

甲状腺和喉气管手术中的喉部电生理监测已被证明是非常有价值的[93]。带有喉返神经传感器的 Xomed（Jacksonville，Florida）气管导管，可以在甲状腺和其他颈部手术中实时监测神经信号，以避免永久性的神经损伤[94]。与针电极相比，这种技术具有很大的优势（例如容易放置），但这两种技术都可用于术中监测。值得注意的是，单侧声带麻痹的病因仅 9% 由甲状腺手术引起[95]，而术中喉肌电图没有实时监测到喉上神经损伤的情况更常见[75]。

## 基底节紊乱

在基底节区疾病中，插入电位正常；不存在异常的自发电位；静息时可能存在过多的运动单位电位，表明肌肉没有完全松弛，或运动肌和拮抗肌之间协调性欠佳，或所检肌肉不能配合收缩导致运动单位不能激活。另外，在语音震颤的患者中可观察到运动单位电位的节律性和周期性放电[96]。口吃可能与震颤样的肌电活动有关[97]。

## 肌张力障碍

在喉肌张力障碍性疾病中，肌肉活动出现间歇性的突然增加，与短暂的语音中断在时间上相一致[98-100]。肌电图有助于区分内收肌型和外展肌型张力障碍[101]。Rodriguez 等[102]发现在痉挛性发声障碍的患者中，81.3% 存在肌电活动的异常，但无法预测病情的严重程度。喉肌电图常规用于引导喉肌张力障碍患者的肉毒素注射和功能亢进性发声障碍患者的治疗（有争议）[103, 104]。如前所述，电信号起始和声信号起始间的异常延迟有助于肌张力障碍疾病的诊断。肌电图还可以帮助识别受肌张力障碍影响最大的肌肉，从而指导治疗。

## 肌病

肌病患者的插入电位可以增加或减少；一些坏死性肌病如肌炎和肌营养不良，可出现正锐波、纤颤电位、复杂性重复放电和肌强直电位；运动单位电位时限缩短，相数增加，波幅减小；早期出现低波幅全干扰相模式，即早期募集现象。在肌强直性营养不良患者中，甲杓肌和环甲肌的强直性放电可产生声音嘶哑。

## 神经肌接头障碍

在重症肌无力和化学药物导致的胆碱酯酶抑制（如暴露于杀虫剂），插入电位正常；没有异常自发电位；肌肉小力收缩时，运动单位电位出现波幅和时限的变化，反映神经肌接头处传导的间歇性中断；募集和干扰模式正常；重复电刺激实验通常异常。重症肌无力可能是导致间歇性、波动性声音嘶哑和发声疲劳的原因。喉部的临床表现可以是重症肌无力的首发也是唯一症状[105]，也可以伴随全身性的重症肌无力，或表现为与眼部重症肌无力相似的局灶性疾病。

如果有证据表明喉部检查时存在波动性的神经减弱，则需要进行重复电刺激实验和 Enlon 实验。重复电刺激实验包括用电刺激的方式刺激神经并通过肌电图记录神经肌肉反应。通常选择副神经刺激，记录位置为斜方肌，选择这个神经的原因是因为它位于颈部的皮下且易于定位刺激。许多人将重复电刺激实验中所经历的感觉描述为类似于从肩膀到手臂的触电感觉。重复电刺激实验提供了有关神经肌接头完整性的信息。在正常的神经肌接头系统中，重复电刺激间的募集反应仍然正常，如果重复电刺激导致募集反应的逐渐减少，则怀疑神经肌接头异常。募集反应的减少意味着之前募集的运动单位在重复刺激的过程中仍然活跃且持续参与电生理活动。在重复电刺激实验的初期，募集消失并且无正常的波形形态意味着神经纤维本身是完整的且肌肉能够响应电刺激信号。运动单位无法在重复电刺激实验中出现电活动，说明神经肌接头处传递异常，且当神经传递系统压力增大时更为明显。如果该测试异常，或者喉肌电图出现其他异常，则可以进行 Enlon 实验。如前所述，安装起搏器的患者禁止重复电刺激实验。

Enlon（edrophonium）是抑制神经肌接头处乙酰胆碱分解的药物，使得神经刺激期间肌肉受体能接触到更多乙酰胆碱。在正常肌肉中，它对肌肉活动的影响很小，但在乙酰胆碱受体数量减少（如重症肌无力）、乙酰胆碱酯酶（一种有助于从神经肌接头处清除乙酰胆碱，为下一次神经信号的传递做准备的酶）活性增强或神经末梢乙酰胆碱释放减少的肌肉中，将导致肌肉长时间暴露于乙酰胆碱中而收缩增强。使用 Enlon 后重复喉肌电图检查，自主收缩和重复刺激时的募集模式均恢复正常，同时气息音、发声无力和发声疲劳得到解决，嗓音质量得到提高。Enlon 的作用有助于神经肌接头处病变的诊断。

　　Enlon 实验包括静脉注射乙基二甲铵并重复喉肌电图检查，准备含有 10mg Enlon 的注射器用于静脉注射。最初，在 15~30 秒内注射 2mg Enlon，如果 45 秒后没有反应，则注射剩余的 8mg，如果在注射 2mg 后发生胆碱能反应，则终止试验并静脉注射 0.4~0.5mg 阿托品。胆碱能反应的典型征兆包括骨骼肌痉挛、肌无力表现增强和毒蕈碱副作用。针对有这种反应的患者，可以在给予阿托品后半小时重复测试。对于无法静脉用药的患者，Enlon 可以通过肌肉注射给药。儿童也可以进行 Enlon 实验，并根据孩子的体重调整用药剂量。Enlon 实验有助于确诊神经肌接头病变。

　　Enlon 实验禁用于尿路或肠梗阻的患者，以及对抗胆碱酯酶药物超敏感的患者。Enlon 是一种抗胆碱酯酶药物，注射后 30~60 秒内在胆碱能转运的部位发挥抑制胆碱酯酶的作用，平均作用时间约 10 分钟。但偶尔会发生严重的胆碱能反应，所以必须特别小心，尤其对于支气管哮喘或心律失常的患者。Enlon 注射后出现的短暂性心动过缓可以通过注射阿托品缓解，但仍有使用 Enlon 后心脏和呼吸停止的孤立事件发生。如果在注射 Enlon 后发生严重的胆碱能反应，应将 1mg 的阿托品等分成几小份给予静脉注射。Enlon 中含有作为防腐剂的亚硫酸钠，因此也可能发生对亚硫酸盐的过敏反应，尤其在哮喘患者中更为多见。Enlon 在孕妇或哺乳母亲中的使用安全性尚未确定，因此在孕妇和哺乳母亲中使用 Enlon 是相对禁忌的。

## 上运动神经元疾病

　　在上运动神经元疾病中，插入电位是正常的；没有异常自发电位；运动单位电位的波幅和时限正常，没有过多的多相位运动电位；募集和干扰模式减少；运动单位电位的发放频率缓慢。大多数上运动神经元疾病表现为随着音调增高的亢进性反射，没有肌肉萎缩。有关上运动神经元疾病患者使用肌电图评估喉功能的文献研究很少。

## 其他用途

　　随着喉肌电图的使用越来越普遍，其他临床和研究方面的应用不断得到发展，其在吞咽困难评估和治疗中的应用也在不断推进[106, 107]。有关呼吸与甲杓肌/环甲肌触发之间相互作用的新认识可能为婴儿猝死综合征（sudden infant death syndrome，SIDS）、阻塞性睡眠呼吸暂停（obstructive sleep apnea，OSA）和喉起搏器的发展等领域提供更多信息[108-113]。

　　肌电描记术主要用于测试运动功能。喉部感觉功能评估通常使用气流或直接触觉刺激喉部黏膜。Bock 等[114]描述了用于喉感觉评估的另一种有趣的方法，他们将配对表面电极对称放置在距离中线 1.5cm 的环甲膜上，配对电极用于记录距离电极近端 7~10cm 处的表面电活动。在乳突下和胸锁乳突肌后缘后，刺激电极用表面刺激器或用针电极刺激，刺激电极的负极朝向记录电极，电流持续时间为 0.01~0.02 毫秒，必要时，进行平均 6~10 次的描记。这项技术可以收集表面诱发喉部感觉的动作电位，为客观评估喉上神经感觉支的功能提供可行性。

## 结　论

　　喉肌电图易于操作，对操作室的设置要求不高，风险低。它可用于评估众多喉部疾病，使临床医生能够区分上运动神经元、下运动神经元、周围神经、神经肌接头、肌病和机械障碍性疾病。它也可用于判定喉神经麻痹患者的预后以及用于痉挛性发声障碍患者肉毒素的注射。我们的经验与 Koufman 等[115]对 415 例喉部肌电图研究的结果相似，83% 显示有神经病变过程。该报告显示 26% 的喉肌电图检查有意外发现，40% 的病例由于喉肌电图检查而改变了原有的临床治疗方案，突出显示了这一简单快捷的操作在喉科实际工作中的重要性。我们有理由相信，喉科医师和熟练的喉肌电图检查师的紧密合作对一个嗓音治疗团队来说是非常宝贵和必不可少的，对各种嗓音障碍的诊断和治疗方案的选择是不可或缺的[116]。但是，应该指出的是，针对认可或反驳我们推荐使用的喉肌电图检查是否有价值的问题，目前仍缺乏有力的、科学的循证医学证据。需要更多前瞻性的、可控的喉肌电图研究，用于制定临床使用的喉肌电图操作指南。

## 参考文献

1. Weddel G, Feinstein B, Pattle RE. The electrical activity of voluntary muscle in man under normal and pathological conditions. *Brain*. 1944;67:178–187.

2. Faaborg-Andersen K, Buchtal F. Action potentials from internal laryngeal muscles during phonation. *Nature*. 1956;177:340–341.

3. Faaborg-Andersen K. Electromyographic investigation of intrinsic laryngeal muscles in humans. *Acta Physiol*. 1957;41(suppl 140): 1–149.

4. Buchtal F. Electromyography of intrinsic laryngeal muscles. *J Exp Physiol*. 1959;44:137–148.

5. Dedo HH, Hall WN. Electrodes in laryngeal electromyography: reliability comparison. *Ann Otol Rhinol Laryngol*. 1969;78:172–180.

6. Dedo HH. The paralyzed larynx: an electromyographical study in dogs and humans. *Laryngoscope*. 1970;80:1445–1517.

7. English ET, Blevins CE. Motor units of laryngeal muscles. *Arch Otolaryngol*. 1969;89:778–784.

8. Fex S. Judging the movements of vocal cords in larynx paralysis. *Acta Otolaryngol (Stockh)*. 1970;263:82–83.

9. Gay T, Hirose H, Strome M, Sawashima M. Electromyography of the intrinsic laryngeal muscles during phonation. *Ann Otolaryngol*. 1972;81:401–409.

10. Haglund S. *Electromyography in the Diagnosis of Laryngeal Motor Disorders* [dissertation]. Stockholm, Sweden: Karolinska Institute, Departments of Otolaryngology and Clinical Neurophysiology; 1973.

11. Haglund S. The normal electromyogram in human cricothyroid muscle. *Acta Otolaryngol (Stockh)*. 1973;75:478–483.

12. Haglund S, Knutsson E, Martensson A. An electromyographic study of the vocal and cricothyroid muscles in functional dysphonia. *Acta Otolaryngol (Stockh)*. 1974;77:140–149.

13. Hast MH. Mechanical properties of the cricothyroid muscle. *Laryngoscope*. 1966;75:537–548.

14. Hast MH. Mechanical properties of the vocal fold muscles. *Practica Oto-Rhino-Laryngologica*. 1967;29:53–56.

15. Hast MH, Golbus S. Physiology of the lateral cricoarytenoid muscles. *Practica Oto-Rhino-Laryngologica (Basel)*. 1971;33(3):209–214.

16. Hirano M, Ohala J. Use of hooked-wire electrodes for electromyography of the intrinsic laryngeal muscles. *J Speech Hear Res*. 1969;12:361–373.

17. Hirano M, Ohala J, Vennard W. The function of laryngeal muscles in regulating fundamental frequency and intensity of phonation. *J Speech Hear Res*. 1969;12:616–628.

18. Hirano M, Vennard W, Ohala J. Regulation of register, pitch and intensity of voice. *Folia Phoniatr*. 1970;22:1–20.

19. Hirose H, Gay T, Strome M. Electrode insertion techniques for laryngeal electromyography. *J Acoust Soc Am*. 1971;50:1449–1450.

20. Hirose H. Clinical observations on 600 cases of recurrent laryngeal nerve palsy. *Annu Bull RILP*. 1977;11:165–173.

21. Hiroto I, Hirano M, Toyozumi Y, Shin T. A new method of place-ment of a needle electrode in the intrinsic laryngeal muscles for electromyography insertion through the skin. *Pract Otol (Kyoto)*. 1962;55:499–504.

22. Hiroto I, Hirano M, Tomita H. Electromyographic investigation of human vocal cord paralysis. *Ann Otol Rhinol Laryngol*. 1968;77: 296–304.

23. Jonsson B, Reichmann S. Displacement and deformation of wire electrodes in electromyography. *Electromyography*. 1969;9: 210–211.

24. Knutsson E, Martensson A, Martensson B. The normal electromyo-gram in human vocal fold muscles. *Acta Otolaryngol (Stockh)*. 1969;68:526–536.

25. Martensson A, Skoglund CR. Contraction properties of intrinsic laryngeal muscles. *Acta Phys Scand*. 1964;60:318–336.

26. Shipp T, Doherty T, Morrissey P. Predicting vocal frequency from selected physiologic measures. *J Acoust Soc Am*. 1979;66:678–684.

27. Sussman HM, McNeilage PG, Powers RK. Recruitment and dis-charge patterns of single motor units during speech production. *J Speech Hear Res*. 1977;20:613–630.

28. Yanagihara N, von Leden H. The cricothyroid muscle during pho-nation—electromyographic, aerodynamic and acoustic studies. *Ann Otol Rhinol Laryngol*. 1968;75:987–1006.

29. Arnold G. Physiology and pathology of the cricothyroid muscle. *Laryngoscope*. 1961;71:687–753.

30. Hirano M. The function of the intrinsic laryngeal muscles in sing-ing. In: Stevens K, Hirano M, eds. *Vocal Fold Physiology*. Tokyo, Japan: University of Tokyo Press; 1981:155–167.

31. Hirano M. Electromyography of laryngeal muscles. In: Hirano M, ed. *Clinical Examination of the Voice*. New York, NY: Springer-Verlag; 1981:11–24.

32. Hirano M. Examination of vocal fold vibration. In: Hirano M, ed. *Clinical Examination of the Voice*. New York, NY: Springer-Verlag; 1981:43–65.

33. Hirose H, Kobayashi T, Okamura M, Kurauchi Y, et al. Recurrent laryngeal nerve palsy. *J Otolaryngol (Japan)*. 1967;70:1–17.

34. Khan A, Pearlman RC, Bianchi DA, Hauck KW. Experience with two types of electromyography monitoring electrodes during thy-roid surgery. *Am J Otolaryngol*. 1997;18:99–102.

35. Guindi GM, Higenbottam TW, Payne JK. A new method for laryn-geal electromyography. *Clin Otolaryngol*. 1981;6:271–278.

36. Fujita M, Ludlow CL, Woodson GE. A new surface electrode for recording from the posterior cricoarytenoid muscle. *Laryngo-scope*. 1989;99:316–320.

37. Andrews S, Warner J, Stewart R. EMG biofeedback in the treatment of hyperfunctional dysphonia. *Br J Disord Commun*. 1986; 21:353–369.

38. Hillel AD, Robinson LR, Waugh P. Laryngeal electromyography for the diagnosis and management of swallowing disorders. *Otolaryngol Head Neck Surg*. 1997;116(3):344–348.

39. Brown WF. *The Physiological and Technical Basis of Electromyography*. Stoneham, MA: Butterworth Publishers; 1984.

40. Lovelace RE, Blizter A, Ludlow C. Clinical laryngeal electromyography. In: Blitzer A, Brin MF, Sasaki CT. *Neurologic Disorders of the Larynx*. New York, NY: Thieme; 1992:66–82.

41. Aminoff MJ. Clinical electromyography. In: Aminoff MJ, ed. *Electrodiagnosis in Clinical Neurology*. 4th ed. Philadelphia, PA: Churchill Livingstone; 1999:223–252.

42. Campbell WW. Needle electrode examination. In: Campbell WW, ed. *Essentials of Neurodiagnostic Medicine*. Baltimore, MD: Williams & Wilkins; 1999:93–116.

43. Basmajian JV, Stecko G. A new bipolar electrode for electromyography. *J Appl Physiol*. 1962;17:849.

44. Blitzer A, Lovelace RE, Brin MF, Fahn S, Fink ME. Electromyographic findings in focal laryngeal dystonia (spasmodic dysphonia). *Ann Otol Rhinol Laryngol*. 1985;94:591–594.

45. Thumfart WF. Electromyography of the larynx and related technics. *Acta Otorhinolaryngol Belg*. 1986;40:358–376.

46. Woo P, Arandia H. Intraoperative laryngeal electromyographic assessment of patients with immobile vocal fold. *Ann Otol Rhinol Laryngol*. 1992;101(10):799–806.

47. Blitzer A, Brin M, Sasaki C. *Neurological Disorders of the Larynx*. New York, NY: Thieme; 1992.

48. Lindestad PA, Persson A. Quantitative analysis of EMG interference pattern in patients with laryngeal paresis. *Acta Oto Laryngologica*. 1994;114(1):91–97.

49. Lindestad PA. *Electromyographic and Laryngoscopic Studies of Normal and Disturbed Voice Function*. Stockholm, Sweden: Departments of Logopedics and Phoniatrics and Clinical Neurophysiology, Huddinge University Hospital; 1994.

50. Titze IR, Luschei ES, Hirano M. The role of the thyroarytenoid muscles in the regulation of fundamental frequency. *J Voice*. 1989; 3:213–224.

51. Ludlow C. Neurophysiological control of vocal fold adduction and abduction for phonation onset and offset during speech. In: Gauffin J, Hammarberg B, eds. *Vocal Fold Physiology—Acoustic, Perceptual and Physiological Aspects of Voice Mechanisms*. San Diego, CA: Singular Publishing Group; 1991:197–205.

52. Willison R. Analysis of electrical activity in healthy and dystrophic muscles in man. *J Neurol Neurosurg Psychiatry*. 1964;27:386–394.

53. Fuglsang-Frederiksen A, Mansson A. Analysis of electrical activity of normal muscle in man at different degrees of voluntary effort. *J Neurol Neurosurg Psychiatry*. 1975;38:683–694.

54. Philipsson L, Larsson P. The electromyographical signal as a measure of muscular force: a comparison of detection and quantification techniques. *Electromyogr Clin Neurophysiol*. 1988;28:141–150.

55. Stalberg E, Chu J, Bril V, Nandedkar S, Stalberg S, Ericsson M. Automatic analysis of the EMG interference pattern. *Electroencephalogr Clin Neurophysiol*. 1983;56:672–681.

56. Rose A, Willison R. Quantitative electromyography using automatic analysis: studies in healthy subjects and patients with primary muscle disease. *J Neurol Neurosurg Psychiatry*. 1967;30:403–410.

57. Hayward M. Automatic analysis of the electromyogram in healthy subjects of different ages. *J Neurol Sci*. 1977;33:397–413.

58. Fuglsang-Frederiksen A, Lo Monaco M, Dahl K. Turns analysis (peak ratio) in EMG using mean amplitude as a substitute of force measurement. *Electroencephalogr Clin Neurophysiol*. 1985;60:225–227.

59. Fuglsang-Frederiksen A, Scheel U, Buchtal F. Diagnostic yield of the analysis of the pattern of electrical activity of muscle and of individual motor unit potentials in neurogenic involvement. *J Neurol Neurosurg Psychiatry*. 1977;40:544–554.

60. Fuglsang-Frederiksen A. Quantitative electromyography-II: modifications of the turns analysis. *Electromyogr Clin Neurophysiol*. 1987;27:335–338.

61. Gilchrist JM, Sanjeev D, Nandedkar SD, et al. Automatic analysis of the electromyographic interference pattern using the turns amplitude ratio. *Electroenc Clin Neurophysiol*. 1988;70:534–540.

62. Fuglsang-Frederiksen A, Ronager J. EMG power spectrum, turns-amplitude analysis and motor unit potential duration in neuromuscular disorders. *J Neurol Sci*. 1990;97:81–91.

63. Driscoll BP, Graeco C, Coelho C, et al. Laryngeal function in post-polio patients. *Laryngoscope*. 1995;105(1):35–41.

64. Abaza M, Sataloff RT, Hawkshaw MJ, Mandel S. Laryngeal manifestations of post poliomyelitis syndrome. *J Voice*. 2001;14(3):291–294.

65. Robinson LR, Hillel AD, Waugh PF. New laryngeal muscle weakness in post-polio syndrome. *Laryngoscope*. 1988;108(5):732–734.

66. Guindi GM, Bannister R, Gibson WP, Payne JK. Laryngeal electromyography in multiple system atrophy with autonomic failure. *J Neurol Neurosurg Psychiatry*. 1981;44:49–53.

67. Isozaki E, Osanai R, Horiguchi S, et al. Laryngeal electromyography with separated surface electrodes in patients with multiple

system atrophy presenting with vocal cord paralysis. *J Neurol.* 1994;241:551–556.

68. Dray TG, Robinson LR, Hillel AD. Laryngeal electromyographic findings in Charcot-Marie-Tooth disease type II. *Arch Neurol.* 1999;56:863–865.

69. Palmer JB, Holloway AM, Tanaka E. Detecting lower motor neuron dysfunction at the pharynx and larynx with electromyography. *Arch Phys Med Rehabil.* 1991;72(3):214–218.

70. Quiney RE. Laryngeal electromyography: a useful technique for the investigation of vocal cord palsy. *Clin Otolaryngol.* 1989:14(4): 305–316.

71. Simpson DM, Sternman D, Graves-Wright J, Sanders I. Vocal cord paralysis: clinical and electrophysiologic features. *Muscle Nerve.* 1993;16(9):952–957.

72. Koufman JA, Postma GN, Cummins MM, Blalock PD. Vocal fold paresis. *Otolaryngol Head Neck Surg.* 2000;122(4):537–541.

73. Parnes SM, Satya-Murti S. Predictive value of laryngeal electro-myography in patients with vocal cord paralysis of neurogenic origin. *Laryngoscope.* 1985;95:1323–1326.

74. Tanaka S, Hirano M, Chijiwa K. Some aspects of vocal fold bow-ing. *Ann Otol Rhinol Laryngol.* 1994;103(5, pt 1):357–362.

75. Dursun G. Sataloff RT, Spiegel JR, et al. Superior laryngeal nerve paresis and paralysis. *J Voice.* 1996;10(2):206–211.

76. Dray TG, Robinson LR, Hillel AD. Idiopathic bilateral vocal fold weakness. *Laryngoscope.* 1999;109:995–1002.

77. Gupta SR, Bastian RW. Use of laryngeal electromyography in pre-diction of recovery after vocal fold paralysis. *Muscle Nerve.* 1993; 16(9):977–978.

78. Min YB, Finnegan EM, Hoffman HT, et al. A preliminary study of the prognostic role of electromyography in laryngeal paralysis. *Otolaryngol Head Neck Surg.* 1994;111(6):770–775.

79. Rodriguez AA, Myers BR, Ford CN. Laryngeal electromyography in the diagnosis of laryngeal nerve injuries. *Arch Phys Med Rehab.* 1990;71(8):587–590.

80. Hirano M, Nosoe I, Shin T, Maeyama T. Electromyography for laryn-geal paralysis. In: Hirano M, Kirchner J, Bless D, eds. *Neurolaryngol-ogy: Recent Advances.* Boston, MA: College-Hill Press; 1987:232–248.

81. Thumfart W. Electromyography of the larynx. In: Samii M, Gan-netta PJ, eds. *The Cranial Nerves.* Berlin, Germany: Springer-Verlag; 1981:597–606.

82. Siribodhi C, Sundmaker W, Adkins JP, Bonner FJ. Electromyo-graphic studies of laryngeal paralysis and regeneration of laryn-geal motor nerves in dogs. *Laryngoscope.* 1963;73:148–163.

83. Blitzer A, Jahn AF, Keidar A. Semon's law revisited: an electro-myographic analysis of laryngeal synkinesis. *Ann Otol Rhinol Laryngol.* 1996;105:764–769.

84. Gartlan MG, Peterson KL, Luschei ES, et al. Bipolar hooked-wire electromyographic technique in the evaluation of pediatric vocal cord paralysis. *Ann Otol Rhinol Laryngol.* 1993;102(9):695–700.

85. Koch BM, Milmoe G, Grundfast KM. Vocal cord paralysis in children studied by monopolar electromyography. *Pediatr Neurol.* 1987;3(5):288–293.

86. Berkowitz RG. Laryngeal electromyographic findings in idiopathic congenital bilateral vocal cord paralysis. *Ann Otol Rhinol Laryngol.* 1996;3:207–212.

87. Hoffman HT, Brunberg JA, Winter P, et al. Arytenoid subluxation: diagnosis and treatment. *Ann Otol Rhinol Laryngol.* 1991;101(1):1–9.

88. Rontal E, Rontal M, Silverman B, Kileny PR. The clinical difference between vocal cord paralysis and vocal cord fixation using electromyography. *Laryngoscope.* 1993;103(2):133–137.

89. Woo P, Arandia H. Intraoperative laryngeal electromyographic assessment of patients with immobile vocal fold. *Ann Otol Rhinol Laryngol.* 1992;101(10):799–806.

90. Sataloff RT, Bough ID Jr, Spiegel JR. Arytenoid dislocation: diagnosis and treatment. *Laryngoscope.* 1994;104(10):1353–1361.

91. Yin SS, Qiu WW, Stucker FJ. Value of electromyography in differential diagnosis of laryngeal joint injuries after intubation. *Ann Otol Rhinol Laryngol.* 1996;105:446–451.

92. Sataloff RT, Praneetvatakul P, Heuer RT, Hawkshaw MJ, Heman-Ackah Y, Schneider SM, Mandel S. Laryngeal electromyography: clinical applications. *J Voice.* 2010;24(2):228-234.

93. Lipton RJ, McCaffrey TV, Litchy WJ. Intraoperative electrophysiologic monitoring of laryngeal muscle during thyroid surgery. *Laryngoscope.* 1988;98(12):1292–1296.

94. Khan A, Pearlman RC, Bianchi DA, Hauck KW. Experience with two types of electromyographic monitoring electrodes during thyroid surgery. *Am J Otolaryngol.* 1997;18(2):99–122.

95. Benninger MS, Gillen JB, Altman JS. Changing etiology of vocal fold immobility. *Laryngoscope.* 1998;108(9):1346–1350.

96. Koda J, Ludlow CL. An evaluation of laryngeal muscle activation in patients with voice tremor. *Otolaryngol Head Neck Surg.* 1992;107(5):684–696.

97. Smith A, Luschei E, Denny M, et al. Spectral analyses of activity of laryngeal and orofacial muscles in stutterers. *J Neurol Neurosurg Psychiatry.* 1993;56(12):1303–1311.

98. Blitzer A, Lovelace RE, Brin MF, et al. Electromyographic findings in focal laryngeal dystonia (spastic dysphonia). *Ann Otol Rhinol Laryngol*. 1985;94:591–594.

99. Shipp T, Izdebski K, Reed C, Morrissey P. Intrinsic laryngeal muscle activity in a spastic dysphonia patient. *J Speech Hear Disord*. 1985;50(1):54–59.

100. Blitzer A, Brin M, Fahn S, Lovelace RE. Clinical and laboratory characteristics of focal laryngeal dystonia: study of 110 cases. *Laryngoscope*. 1988;98:636–640.

101. Watson BC, Schaefer SD, Freeman FJ, et al. Laryngeal electromyographic activity in adductor and abductor spasmodic dysphonia. *J Speech Hear Res*. 1991;34(3):473–482.

102. Rodriquez AA, Ford CN, Bless DM, Harmon RL. Electromyographic assessment of spasmodic dysphonia patients prior to botulinum toxin injection. *Electromyogr Clin Neurophysiol*. 1994;34(7):403–407.

103. Andrews S, Warner J, Stewart R. EMG biofeedback and relaxation in the treatment of hyperfunctional dysphonia. *Br J Disord Commun*. 1986;21(3):353–369.

104. Davidson BJ, Ludlow CL. Long-term effects of botulinum toxin injections in spasmodic dysphonia. *Ann Otol Rhinol Laryngol*. 1996;105(1):33–42.

105. Mao VH, Abaza M, Spiegel JR, et al. Laryngeal myasthenia gravis: report of 40 cases. *J Voice*. 2001;15(1):122–130.

106. Ertekin C, Aydogdu I, Yuceyar N, et al. Effects of bolus volume on oropharyngeal swallowing: an electrophysiologic study in man. *Am J Gastroenterol*. 1997;92(11):2049–2053.

107. Atkinson SI, Rees J. Botulinum toxin for endopharyngeal dysphagia: case reports of CT-guided injection. *J Otolaryngology*. 1997;26(4):273–276.

108. Chanaud CM, Ludlow CL. Single motor unit activity of human intrinsic laryngeal muscles during respiration. *Ann Otol Rhinol Laryngol*. 1992;101(10):832–840.

109. Brancatisano A, Dodd DS, Engel LA. Posterior cricoarytenoid activity and glottic size during hyperpnea in humans. *J Appl Physiol*. 1991;71(3):977–982.

110. Kuna ST, Insalaco G, Villeponteaux RD. Arytenoideus muscle activity in normal adult humans during wakefulness and sleep. *J Appl Physiol*. 1991;70(4):1655–1664.

111. Eichenwald EC, Howell RG III, Kosch PC, et al. Developmental changes in sequential activation of laryngeal abductor muscle and diaphragm in infants. *J Appl Physiol*. 1992;73(4):1425–1431.

112. Insalaco G, Kuna ST, Catania G, et al. Thyroarytenoid muscle activity in sleep apneas. *J Appl Physiol*. 1993;74(2):704–709.

113. Broniatowski M, Grundfest-Broniatrowski S, Davies CR, et al. Elec-
    tronic pacing of incapacitated head and neck structures. *ASAIO
    Trans.* 1991;37(4):553–558.
114. Bock JM, Blumin JH, Toohill RJ, Merati AL, Prieto TE, Jaradeh SS.
    A new noninvasive method for determination of laryngeal sensory
    function. *Laryngoscope.* 2010;121:158–163.
115. Koufman JA, Postma GN, Whang CH, et al. Diagnostic laryngeal
    electromyography: The Wake Forest experience 1995–1999. *Oto-
    laryngol Head Neck Surg.* 2001;124(6):603–606.
116. Sataloff RT, Mandel S, Manon-Espaillat R, Heman-Ackah YD,
    Abaza, M. *Laryngeal Electromyography.* Clifton Park, NY: Thom-
    son Delmar Learning; 2003.

# 第6章

# 喉肌电图的临床应用：病例分析

　　本章列举了在临床工作中常见的喉神经功能性疾病的诊断及治疗方案，并阐述喉肌电图在疾病评估和诊疗过程中所起到的作用。患者的疾病诊断由本书的多位作者、喉科医生（Robert Thayer Sataloff 和 Yolanda Heman-Ackah）和神经科医生（Steven Mandel）采用盲法进行 LEMG 检查评估，检查者均不了解患者的临床信息。我们以这种方式研究了 2000 多名患者，目前正准备出版关于喉肌电图在疾病诊疗工作中应用的相关书籍。我们从这些患者中选择典型病例，说明喉肌电图的临床应用价值。

## 病例 1

　　某患者，女，43 岁，职业为高中合唱团指挥及歌手。主诉：持续声音嘶哑、气息音和发声疲劳。在过去的几年内，每年都会完全失声 2~3 次。2个月前出现失声及中音音域的歌唱困难，嗓音至今未完全康复，伴有持续的全身疲劳感。既往有消化道溃疡病、二尖瓣脱垂、单纯疱疹和带状疱疹病史；19 年前曾因溃疡出血行剖腹探查术，24 年前行足部手术。目前服用的药物包括口服避孕药、$H_2$ 受体阻滞剂和美托洛尔。有可待因过敏史。曾有吸烟史（12 条 / 年），但 16 年前已戒烟。

　　查体及辅助检查：头颈部未见异常。频闪软镜和硬镜检查显示声带运动稳定性差。检查开始时，右侧声带运动减弱，左侧声带运动正常，随后右侧声带运动恢复正常而出现左侧声带运动减弱。右侧声带前中 1/3 可见广基水肿型肿物，左侧声带可见接触性病损，声门沙漏状闭合不全。双侧声带黏膜波正常。常规神经系统查体正常。使用常规同心圆针电极的喉肌电图检查显示两侧环甲肌的募集减少 70%，双侧环杓后肌和甲杓肌的募集正常，无纤颤电位、正锐波及多相运动单位电位。静脉给予 10mg 的抗胆碱药物依酚氯铵，患者嗓音质量及募集均得到改善。副神经重复电刺激，在用药前显示结果为异常，用药后显示正常。

以上检查结果符合重症肌无力的诊断，它是一种神经肌接头的自身免疫性疾病。实验室检查显示荧光梅毒抗体吸收试验（FTA-abs）阳性，但未检测到乙酰胆碱受体或者骨骼肌抗体。重复梅毒螺旋体血凝试验（MHA-TP）阴性。给予患者口服溴吡斯的明，起始剂量为 60mg，每日 3 次，症状逐渐缓解；再睡前加服 90mg，达到最大限度地控制症状。患者尝试停用溴吡斯的明，发声障碍和发声疲劳复发；当再次服用，症状改善。该患者同时接受嗓音训练。随访 10 个月，患者双侧声带内收外展运动均改善，左侧声带肿物消失，未再出现双侧声带波动性的不对称运动。

# 病例 2

某患者，男，40 岁，职业为营销主管、业余歌手。主诉：声音嘶哑、气息音、咽部干燥，咽喉部不适感及歌唱时音域变窄 1 年。1 年前因胸前皮疹被诊断为莱姆病并进行治疗，并同时出现发声障碍。他年轻时就经常演出，15~20 年前接受过数年的专业训练。

查体及辅助检查：频闪喉镜显示右侧声带外展和内收运动明显减弱，声门闭合不全，双侧声带纵向拉伸能力正常，声门上挤压代偿。伴有咽喉反流性疾病的体征，听感觉评估显示声音嘶哑、气息音和间断性的张力声，符合肌紧张性发声困难的嗓音特点。喉肌电图显示右侧喉上神经有 80% 的募集，伴有少量的纤颤电位和正锐波，右侧喉返神经仅显示 10% 的募集并有纤颤电位、正锐波及多相运动单位电位，符合慢性失神经病变的表现。左侧肌电图检查结果正常。

基于以上检查结果，采用五次嗓音训练，声音有所改善但未完全康复，说明单纯的嗓音训练和声乐训练无法治疗患者的声门闭合不全，于是选择右侧声带自体脂肪注射，术后患者声门闭合不全及肌紧张性发声困难均得到改善。脂肪注射 1 年后，患者出现上呼吸道感染，症状复发且持续发声困难，频闪喉镜显示部分脂肪吸收，而这种现象在上呼吸道感染前并未出现，因此，再次行自体脂肪注射，随访 3 年，未见复发。

## 病例 3

某患者，女，25 岁，职业药剂师，舞蹈演员和波兰民乐演艺人员。她每周有 3 个晚上为 3 岁以下的孩子教授波兰民间音乐和舞蹈，同时还从事全职药剂师的工作。主诉：持续发声困难、音域变窄多年。自觉声嘶与反复的上呼吸道感染有关，声嘶以晨起为重，伴有发声疲劳，经常清嗓，歌唱时偶有咽痒及间断声嘶。她的母语是波兰语，第二语言为英语，使用波兰语时症状更重。患者未受过正式歌唱和嗓音训练。既往身体状况良好，无手术史，轻度的过敏史。日常服用药物为避孕药。

查体及辅助检查：频闪喉镜显示左侧声带运动滞后，肌紧张性发声困难，双侧声带前中交界处明显肿胀，并有咽喉反流性疾病的体征。喉肌电图显示左侧喉上神经有 70%~80% 的募集。

治疗：以嗓音训练为主，强化已衰退的神经肌肉复合体功能，以缓解代偿性功能亢进，并针对环甲肌进行伸展强化练习，同时将言语训练和唱歌训练密切结合。对患者进行抗反流治疗，治疗后症状消失。随访 2 年，患者嗓音功能一直都保持健康稳定。然而，临床检查显示左喉上神经麻痹，但已得到良好的代偿。由于该患者已无症状，而且检查结果也不会改变目前治疗方案，所以我们未再使用喉肌电图验证该检查结果。

## 病例 4

某患者，女，37 岁，重症监护病房护士和福音歌手，曾经进行专业演唱学习 7 年。28 岁时歌唱声部发生改变，由抒情女高音变为女中音，声音低沉，伴间断性声音嘶哑，发声疲劳。既往曾诊断为哮喘，采用吸入皮质类固醇和支气管扩张剂治疗，后换为植物制剂治疗。3 周前，上呼吸道感染后声嘶及哮喘加重，恢复使用吸入性药物，患者自觉使用抗哮喘药物与声音改变及发声费力无关。同时，停用了因 Ⅰ、Ⅱ 型单纯疱疹病毒感染而服用了 3 年的阿昔洛韦。患者有高血压病、肥胖症、低血糖及心律失常病史，并接受相关药物治疗。患者体重约 164kg，身高 169cm。日常服用药物为依那普利、孕酮补充剂和上述抗哮喘药物。睡眠时使用持续正压通气呼吸机改善睡眠呼吸暂停综合征。

查体及辅助检查：频闪喉镜显示右侧声带表面广基、囊性、出血性肿物，左侧声带见接触性病损，伴有喉上神经麻痹的体征。在检查过程中，声带运动的对称性不稳定，并有严重的咽喉反流性疾病体征。喉肌电图显示募集明显减少且极度不稳定，副神经重复电刺激时复合肌肉动作电位波幅衰减21%。静脉给予 10mg 的抗胆碱药物依酚氯铵后，复合肌肉动作电位波幅仅衰减 2%，嗓音质量改善时间持续 5 分钟。

该患者治疗包括每天口服 300mg 溴吡斯的明、抗反流治疗和嗓音训练。同时，建议患者评估肺功能，以明确是否能以口服药物替代喷雾剂。咽喉反流性疾病有效控制后，哮喘未再发作。使用溴吡斯的明后发声疲劳改善且音域增宽，此外，慢性疲劳明显缓解，体重得到控制。

## 病例 5

某患者，女，64 岁。主诉：左侧甲状腺切除术后出现发声困难。患者既往行肾癌肾切除术、胆囊切除术、腰椎手术、鼻部基底细胞癌手术和乳腺良性病变切除术。该患者甲状腺术后即出现声嘶、气息音。伴发晨起声音嘶哑，咽部异物感，口苦。手术记录描述术野弥漫性炎症反应，喉返神经周围可见瘢痕样组织，但喉返神经完整性好。术后病理报告为弥漫性甲状腺炎。经耳鼻喉科医生会诊后，诊断为左侧声带麻痹，经过嗓音评估后给予 6 个月的辅助治疗。但患者仅参加一次嗓音训练，自述在家自我训练，但以上症状无明显改善。

查体及辅助检查：频闪喉镜显示左侧声带固定，无披裂推挤征。左声带被拉伸和抬高，左声带突平面高于右侧，左声带在尝试内收和外展运动时有肌肉收缩的迹象，但未见杓状软骨运动。伴有咽喉反流性疾病的体征和严重的代偿性肌紧张性发声困难。肌电图显示左侧环甲肌（喉上神经支配）、甲杓肌和环杓后肌（喉返神经支配）有 70%~80% 募集。虽然喉肌电图检查并不完全正常，但其麻痹程度不足以解释患者声带固定和声带突位置异常，因此，支持左侧环杓关节后脱位的临床诊断。患者未行喉部 CT 检查。

治疗：行喉显微外科手术，结果证实左侧杓状软骨半脱位。行闭合复位手术，患者声带突回到正常的高度，虽然声带运动未恢复正常，但嗓音质量明显改善；自体脂肪注射后，嗓音质量和耐疲劳能力恢复良好；同时接受嗓音训练和抗反流治疗。在 2 年的随访中，未再出现发声困难。

## 病例 6

某患者，女，68 岁，家庭主妇，歌唱爱好者。主诉：声音嘶哑、音调下降，歌唱音域变窄 2 年。伴有慢性咳嗽、清嗓，并因此退出合唱团演出，但本人渴望重回合唱团。既往有干燥综合征、肠易激综合征、高血压病、低血糖、偏头痛、二尖瓣疾病、心律失常、慢性咳嗽、鼻涕多等病史。长期口服药物包括阿仑膦酸钠（治疗骨质疏松）、复合雌激素 / 安宫黄体酮、依那普利、阿司匹林、乳酸和维生素。

查体及辅助检查：频闪喉镜显示右侧声带不完全麻痹，提示喉上神经功能障碍，伴有声门上代偿挤压及咽喉反流性疾病的体征。喉肌电图显示右侧喉上神经的募集减少 50%，此为判断神经功能障碍的临界值。对大多数患者，如果肌电图有 70%~80% 募集，治疗方法采用单独嗓音训练，但不适用于对声音要求高的专业歌手，为继续他们的演唱生涯需采用声带内收术。如果仅有 30% 或更差的募集，则需要外科手术加嗓音训练才能充分改善嗓音。对于募集有 40%~60% 的患者，如果单纯嗓音训练的疗效欠佳，部分患者需再行声带内收术以改善发声疲劳、声音质量不稳定或声门保护功能下降等症状。该患者通过嗓音训练和针对性的歌唱训练，嗓音质量明显改善，经抗反流治疗后咳嗽好转，她又重返舞台。

## 病例 7

某患者，女，66 岁。主诉：感冒后声音嘶哑 15 个月。在发病早期伴有吞咽困难，吞咽困难逐渐消失后，声音嘶哑仍未改善。既往 12 岁时有脊髓灰质炎病史，伴发横膈膜受损，发声无力。曾因上呼吸道感染伴发呼吸窘迫行气管插管和气管切开术，术后 2 周拔管。此后，感冒即引起声嘶。

查体及辅助检查：频闪喉镜显示左侧声带固定、左喉上神经不完全麻痹、咽喉反流性疾病的体征、双侧任克氏水肿、继发肌紧张性发声障碍。喉肌电图显示左喉返神经不全麻痹，伴有单个、速发、巨大运动单位电位。左喉上神经显示 40%~50% 的募集，伴巨大运动单位电位。右侧喉返神经显示 70% 的募集。副神经重复电刺激结果显示正常。

治疗：诊断该患者为脊髓灰质炎后综合征，采用以降低声门功能亢进、缓解发声疲劳和提高声音响度为目的的嗓音训练。可能由于继发的联带运动，该患者声门闭合不全消失。随访 5 年，嗓音质量良好。

## 总　　结

现已证实，喉肌电图检查具有临床价值，对声带运动障碍的诊断是必不可少的。喉肌电图检查不仅有助于疾病的诊断，也有助于最佳治疗方案的选择。

# 第 **7** 章

# 颈前术中喉神经的电生理监测

Robert Thayer Sataloff, Jeffrey Liaw,
and Mary J. Hawkshaw

## 术中喉神经的电生理监测

在颈前、颅底、胸腔手术中，喉部电生理监测有利于预防喉神经的损伤，提高手术的安全性[1-10]。带有表面电极的气管内导管（图 7-1）可以记录甲杓肌收缩，增加了术中监控喉返神经的可行性。因此，术中喉神经电生理监测有助于外科医生识别喉返神经，避免神经损伤，显著减少颈前、颅

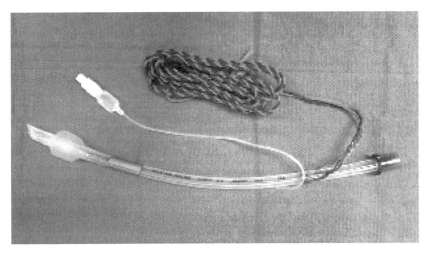

图 7-1　NIM 肌电图加强气管内导管（Medtronic Xomed，Jacksonville，Florida），它能提供连续的术中监测。内径 6.0mm，外径 8.8mm

底、胸腔手术时喉返神经麻痹的发生率。喉返神经术中监测的应用已很广泛，但仍需循证数据来证明神经监测的有效性。

## 喉神经损伤

喉返神经损伤最常见于手术并发症，发生于甲状腺及其他颈前、颅底、胸腔的手术。近年来，关于甲状腺、甲状旁腺和其他手术术中喉返神经监测的文献不管在数量上还是质量上均不断增加，但仍有较多的争议。喉神经损伤是甲状腺手术最常见的并发症之一，甲状腺和甲状旁腺术后喉返神经麻痹的发生率为 0.3%~13.2%[11-18]，甲状腺术后喉上神经麻痹的发生率小于 5%[12]。然而，喉返、喉上神经麻痹的实际发生率可能更高，因为文献中的大多数病例在术前、术后未进行常规的喉镜评估，仅当患者出现持续声嘶、吞咽困难和气道窘迫等症状时，才进行评估。研究显示，即使所有喉返神经损伤病例最后都被确诊，外科医生认为 10 例手术中仅有 1 例喉神经损伤[19, 20]，而实际上还有很多被漏诊的患者。对甲状腺和甲状旁腺、颅底择期手术，以及颈前径路颈椎融合术或颈内动脉内膜切除术的患者，我们常规在术前、术后行喉镜评估，伴有声带运动障碍的患者在术前常规行喉肌电图检查。术前明确诊断喉神经麻痹具有重要意义，表明甲状腺病变可能已侵犯喉神经，如压迫、牵拉、炎症或瘢痕等，术中分离神经时可能引起更严重的神经损伤。Lorenz 等[21]研究显示，术前检查提示喉神经麻痹，术中刺激迷走神经和喉返神经时，如果肌肉动作电位波幅明显减小，表示神经功能还可能部分存在。因此，即使无嗓音异常，也推荐术前喉镜检查，判断手术风险及神经监测的可靠性。我们对所有的患者常规进行术中喉神经监测。

喉上、喉返神经损伤大部分发生于甲状腺术中，也可出现于喉上神经、喉返神经及上段迷走神经走行区域的手术，包括：甲状旁腺手术，颈前入路的颈椎融合术，颈内动脉内膜切除术，近颈静脉孔的颅底外科手术，冠状动脉搭桥手术，主动脉手术，Zenker 憩室切除术，喉气管重建，以及其他颅底、颈、胸或上纵隔手术等。

术中易发生喉返神经损伤的因素有：喉返神经解剖变异，尤其是右侧[22-24]；病变范围广[25-28]；在手术区域有过手术病史[29-31]及放疗史等。存在以上危险因素的病例需特别谨慎，术中喉神经监测能有效地帮助术者保护喉神经。

Donatini 等[22]研究认为喉不返神经（NRLN）的解剖变异率仅0.6%~1.3%，但该类患者术中发生喉返神经损伤的风险较高。科研数据显示 402 名患者中有 11 名患者存在喉不返神经，提示变异率可能高于预期。Donatini 等推荐术中进行喉返神经监测，帮助外科医生更好的辨认神经，可以降低喉返神经损伤率。Chiang 等[24] 支持此观点，术中早期通过刺激迷走神经确认是否存在 NRLN。Brauckhoff 等[23] 扩大了术中神经监测（intraoperative nerve monitoring，IONM）的使用范围，在切除病变前，进行迷走神经诱发实验，RLN 和 NRLN 出现阈值的时间差为 3.5 毫秒，可以更好的鉴别 NRLN 和 RLN，其敏感性、特异性、阳性预测值（PPV）、阴性预测值（NPV）和准确率分别为 100%、94%、100%、97% 和 98%。

在 2007 年，Rosenthal 等[32] 纵向研究了 20 年来声带运动障碍患者的病因，回顾性分析了 827 名患者的临床资料，结果显示非甲状腺手术占病因的 66%，包括颈前入路的脊柱和颈动脉内膜切除术，已超过甲状腺手术（33%）成为单侧声带麻痹最常见的医源性病因。但甲状腺手术仍是双侧声带麻痹的主要原因。Merati 等[33] 研究显示颈前脊柱手术超过甲状腺手术、胸部手术、颅内手术和气管内插管，成为医源性声带固定的主要原因。Kelchner 等[34] 对 117 名诊断为单侧声带麻痹的患者进行回顾性研究，发现胸部疾病和胸部手术患者最多，颈椎前入路手术的喉神经损伤率与甲状腺手术相等。

Kriskovich 等[35] 报道颈椎前入路手术最常见的并发症是声带麻痹，而导致喉神经损伤的病因并不明确，认为与气管内气囊压迫和颈部撑开器的牵拉造成的喉部损伤有关。离体研究表明撑开器会使喉相对于气管内插管（endotracheal tube，ET）发生移位，喉返神经喉内段可能受到损伤，研究提示监测气管内插管气囊压力，并于放置撑开器后间断放松气囊，可能有助于避免喉神经损伤。

Netterville 等[36] 认为文献中低估了与颈椎前入路手术相关的声带麻痹发生率，调查了 289 例声带麻痹患者，发现有 16 名患者是颈椎前入路手术所致（15 例患者为右侧声带麻痹），且此类患者吞咽障碍及呼吸困难的发生率高于颈动脉内膜切除术，提示手术创伤可能会损伤迷走神经的多个分支。

费城的天普大学医学院神经外科专家回顾分析了 100 例颈椎前入路椎间盘摘除融合术患者 3 年的临床资料，分析术后单侧声带麻痹、声嘶和吞咽困难的发生率，并将结果与文献中报道的并发症进行比较，即吞咽困难（12.3%）、声嘶（4.9%）和单侧声带麻痹运动障碍（1.4%），结果显示颈椎前入路椎间盘摘除融合术患者并发症和文献报道相似，维持一个高发生率的状态，但老年患者吞咽困难的发生风险更高[37]。

德国多个学者进行了一项前瞻性研究，分析颈椎手术后喉返神经麻痹的发生率，将入选的患者进行术前和术后的喉镜检查，结果显示喉返神经麻痹与声嘶不全相关，术后喉返神经麻痹患者发生率高于预期，实验结果建议需要对颈椎前入路手术的手术技巧和插管技术重新进行评估[38]。

Tevoren 等[39] 观察了颈前减压术对吞咽及嗓音功能的影响，结果显示发声困难、吞咽困难和声带不全麻痹等是颈前减压术常见的一过性的并发症；

应用 EMG 评估术后持续发声困难的患者，发现 16 名患者中的 14 例 EMG 结果异常，故推荐对颈前减压术的患者进行术前及术后喉功能评估。我们发现在疑有喉运动障碍的患者中术前术后的喉肌电图评估具有重要意义[40, 41]。

Jellish 等[42] 报道了对 60 名行颈椎前入路手术的患者应用术中 EMG 评估作用于喉返神经上的压力，术中未使用目前在美国（和许多其他国家）广泛应用的喉肌电图气管导管，插管后，他们将标准的气管套管气囊与一个压力检测仪连接并校准，将喉肌电图表面电极放置于咽后壁，然后全程记录肌电图活动。术后，将患者分为两组：伴喉咙痛或发声困难的患者和无伴随症状的患者。38% 的患者术后出现声嘶，15% 伴有严重症状，此类患者插管时间较长，ET 气囊压力较高；在多数患者中，使用撑开器时 EMG 活动增加。术后 2 例长期声嘶的患者，其中 1 例需行声带内收术，该患者术中 EMG 记录到的电活动比平均电活动基线高 15~18 倍。作者们认为插管时间过长和气管内气囊压力过高是造成颈椎前入路手术后发声困难和喉部疼痛最可能的原因。2009 年，Dimopolous 等[43] 报道术中 LEMG 监测可以为颈前入路颈椎间盘切除融合术患者喉返神经麻痹的发生提供预测价值，对 298 名患者术中行 LEMG 监测，14.4% 患者的 LEMG 活动被保存下来，2.3% 的患者术后发生喉返神经损伤，认为术中 EMG 敏感度 100%，特异度 87%，阳性预测值（PPV）16%，阴性预测值（NPV）97%；既往有颈部手术史和术中行多种操作的患者术中 EMG 活动次数明显增加；手术时间较长和应用自动撑开器的患者也表现为术中 EMG 次数增加。这是仅有的将术中肌电图监测用于颈前脊柱或颈动脉手术患者的两项研究。对于甲状腺疾病的颈前手术患者，有更多的相关科研。

Randolph 等[44] 回顾了有神经损伤风险的 1381 例甲状腺和颈部手术患者进行术中神经监测，结果显示 0.7% 的患者术后出现喉返神经损伤，术中 LEMG 预测声带麻痹的敏感度为 33%，特异度 99%，NPV 为 99.6%，而 PPV 为 75%。其他作者也有类似报道：Dequanter 等[45] 报道 PPV 和 NPV 均为 100%；De Falco 等[46] 报道敏感度 66.7%，特异度 97.6%，PPV 22.2%，NPV 99.6%。另一项来自 Genther 等[47] 的研究显示敏感度 95.5%，特异度 99.2%，PPV 72.4%，NPV 99.9%。从这些数据中我们可以看出，术中神经监测的敏感度和 PPV 在不同的研究中有差异，但均具有更高的 NPV 和特异度。因此，如果一侧肌电图波形较好，该侧神经功能保留正常，术者可以有信心地继续完成对侧手术。若肌电图无信号，外科医生可根据术中神经监测选择延期手术，并重新评估喉神经功能。

## 喉神经的电生理监测

神经活动的电生理监测对保护喉神经有重大意义和应用价值。这种监测已被成功应用于监测其他脑神经，如听神经瘤切除术中监测脑神经Ⅶ[48]，也成为一种有效的监测喉上、喉返神经的方法[49-52]。术中神经监测的主要目的是帮助辨认喉神经，有助于喉神经解剖定位，避免神经损伤，预测术后神经功能[13, 16, 53-55]。喉神经的术中监测常常与甲状腺及甲状旁腺手术有关，但目前认为，在沿着喉返、迷走神经路径的任何手术中都有作用，如颈前[56]、颅底和胸腔手术[57-59]。2015 年，术中神经监测技术（IONM）取得了新进展，Bea 等[60]研究了在机器人甲状腺手术中使用 IONM 的可行性。

近年来，术中神经监测的应用逐渐增加。Dionigi 等[61]报道在意大利，由 2007 年的 253 例增加到 2013 年的 5100 例。在美国，Chung 等[62]回顾了全国住院病人数据库，有 243 527 例进行了甲状腺切除术，统计显示从 2008 年到 2011 年间，术中神经监测的使用分别增加了 2.6%、5.6%、6.1% 和 6.9%。

Chung 等[62]发现即使经过治疗、监测、补偿偏倚等校准，术中神经监测导致术后声带麻痹发生率增高，然而，进一步研究显示，不熟练地使用术中监测和术后喉返神经麻痹的高发生率呈相关性，提示术中神经监测的使用存在学习曲线[9, 63]。

Marti 等[64]调查发现，在新培训的外科医生中，术中使用神经监测的医生比例逐年增加，研究对经培训的 56 名内分泌与头颈外科医生，进行 21 个问题的调查问卷，结果显示 95% 的术者使用术中神经监测（60% 术者常规甲状腺手术时使用，36% 有选择性地使用），而 5% 从来不用，与 Chung 等[62]的研究一致，手术量大的外科医生更常使用术中神经监测。

研究显示，术中神经监测有很好的效益。由 Chandrasekhar 等[65]及美国耳鼻喉头颈外科推出的旨在提高甲状腺手术后嗓音质量的临床诊疗指南，指出在评估术中神经监测的风险效益时，术中神经监测的风险及经济代价与收益相平衡，在复杂的病例中（双侧甲状腺手术、甲状腺再次手术及喉返神经已受侵犯的手术等），喉返神经的神经电生理监测的收益更大。术中神经监测的风险、危害及经济代价包含设备的损耗、技术人员的培训教育及神经监测信号的误判。

关于 IONM 的经济成本也有较多的研究。Dionigi 等[66]在意大利评估甲状腺手术术中神经监测的成本，比较了 3 类医疗机构中的成本：无 IONM 的甲状腺手术，手术量大的带 IONM 的甲状腺手术，手术量小的带 IONM 的甲状腺手术。结果表明 IONM 花费占甲状腺手术住院花费的 5%~7%，主要成本（24%）是耗材和设备损耗，这些花费与手术的数量呈负相关，源于神经监测仪的使用增加会使 IONM 中耗材和设备损耗的人均费用相对减少。这并不是一项详细的经济效益分析，Dionigi 等建议进一步评估 IONM 使用效率与 RLN 损伤的后续费用，如言语训练、重复检查、外科手术和医疗官司等。2016 年

Vasileiadis 等[67]研究了 2056 例行甲状腺全切术的患者，证实术中神经监测将减少 RLN 损伤发生率，降低风险 2.6%（无监测时 3.3%，有监测时 0.7%）。

Higgins 等[68]于 2011 年对大量已发表的回顾研究进行 meta 分析，包括 1 项随机临床实验，7 项对照实验和 34 个病例分析，涉及 64 699 条有损伤风险的神经，认为在术中使用神经监测和术中通过辨识喉返神经两种方法之间，甲状腺切除术后声带麻痹发生率没有明显差异，这一结果被很多作者认同[68-83]。然而，该文作者（Sataloff 教授）认为必须谨慎地解释这个结论，在任何 meta 分析中，参与的文献都可能存在有效性的问题，在该领域的文献中设计理想的研究较少。

目前状态下，常规甲状腺手术标准流程中尚无要求行术中神经监测[84-87]，但在复杂甲状腺切除术、改良甲状腺切除术、已知存在单侧声带麻痹的甲状腺切除术和其他复杂情况中，极力推荐术中进行神经监测[16, 22-31]，同样，对颈前入路手术如颈椎和颈动脉手术，也有同样的建议。

不同的专家对是否使用喉神经监测仍存在较大的争议，即使在该书出版时候，仍有作者发表文章表示反对。近年来，大量数据提供了术中喉神经监测使用的入选与排除标准，并作为医疗法律意见的依据。电生理监测不能替代良好的手术技能，也不能确保神经不受损伤。我们应该把电生理监测视为神经可能受到刺激时的辅助提醒，刺激神经的情况有：处理神经周围组织、分离或牵拉神经及与麻醉深度有关的神经自发性活动等。正因如此，外科医生应根据指南充分利用术中神经监测，但在术前谈话时不要过度夸大神经监测的好处[88]。

术中神经监测的另一项优点是为声带功能预后判断提供依据，并能影响外科医生的手术策略，让外科医生有机会分期实施双侧手术，减少双侧 RLN 麻痹的风险[89-94]。然而，在行甲状腺的分次切除术或直接双侧手术间仍有争议，许多学者意见不一，外科医生常根据各种因素做出判断，如肉眼下神经的外形、病变范围及外科医生的经验，也可能在神经监测信号消失的情况下继续完成双侧甲状腺切除术[95]。有医生认为神经监测信号异常时需重新进行评估，并延期手术。Schneider 等[96]研究显示术中肌电图异常时，术后初期有 80% 的风险出现声带麻痹，其中超过 80% 的受损神经会在术后完全恢复，因此，Schneider 等建议在确认神经损伤不可恢复时分期完成手术，避免甲状腺切除术后出现双侧喉返神经麻痹。Sitges-Serra 等[97]却认为超过 90% 的患者神经电生理信号即使丢失，声带功能也可正常，分期手术可能导致不现实地推迟大量甲状腺切除术。Sitges-Serra 等报道，由于大多数神经电生理信号在 20 分钟内恢复，建议在术中等待相应的时间，如果信号恢复可继续完成甲状腺切除术，如果信号不恢复则行分期甲状腺切除术，如果是分化良好的甲状腺癌，则谨慎的行对侧甲状腺叶切除术，可保留部分甲状腺以保护喉返神经，术后通过放射性碘消融残余甲状腺。

近 35 年来，临床上发展了多种术中喉返神经监测技术，包含通过内镜或经皮穿刺直接在声带肌（监测 RLN）或环甲肌（监测 SLN）放置针或钩状电极，使用双气囊气管内导管监测声门的压力变化，使用放置在气管导管内或环状软骨后的喉咽部的表面电极来分别监测声带肌和环杓后肌[12, 16, 98-109]。带表面电极的气管内导管（Medtronic Surgical Tech，Jacksonville，Florida）容易安置且不易脱出，为多数外科医生及麻醉医师所选择，这种电极嵌入在气管导管的外表面，插管时放置电极，旋转气管导管来确保表面电极与声带接触。另一种是固定在气管导管上的粘贴电极（Magstim，Morrisville，North Carolina），与 Medtronic 电极相比，粘贴电极产生较多的喉部副作用[110]。

电极放置后，直接连接到神经监测仪（NIM），在神经监测期间应避免使用非去极化型肌肉阻断剂，因肌松药会干扰神经的准确监测。麻醉师常用短效麻醉或使用喉气管局部麻醉[111]后进行插管，这样既不影响术中神经监测，也具有较低的喉部副作用和损伤概率[111]。几种麻醉药可在诱导阶段使用，Han 等[112]建议使用单倍的 ED95 罗库溴铵进行诱导，因为它效果最好，同时不影响术中喉神经监测。对于未使用神经肌肉阻断剂的插管，如神经肌肉疾病而不耐受神经肌肉阻断剂的患者，Birkholz 等[113]报告了使用丙泊酚和瑞芬太尼进行全身静脉麻醉的标准诱导，与神经肌肉阻断剂诱导的患者相比，喉部的副作用或损伤没有显著性差异。Chang 等[115]进一步研究支持丙泊酚的使用，认为该麻醉方法对喉损伤或术中神经监测影响较小，同时建议改用硫戊巴比妥代替丙泊酚，因为硫戊巴比妥可以提供等效结果且具有更稳定的血流动力学效应。Lu 等[116]探讨神经肌肉阻断拮抗剂舒更葡萄糖在喉神经监测优化中的应用，应用 2mg/kg 神经肌肉阻断拮抗剂舒更葡萄糖使 4 个成串刺激反应在 5 分钟内从 0 恢复到 >0.9，所有患者在手术早期即可出现正向高大的 EMG 振幅，表明舒更葡萄糖可使罗库溴铵对神经肌肉功能的抑制作用得到有效、快速的恢复。

接地电极针放置在远离喉部和手术区域，并连接到 NIM-3 连接盒。使用前检查阻抗值，以确保正确的电极放置，单个阻抗值应小于 5kohm，差值小于 1kohm。当电极被放置在理想位置后，应固定气管插管以防止因病人体位变化而改变电极位置。使用刺激电极来确认喉神经时，恒定的电流刺激参数应设定为 4 次 /s，刺激持续 100 微秒、幅度为 1mA[13, 117]。尽管有研究认为术中 1mA 刺激对喉返神经不会造成损伤，但仍应尽量避免刺激喉返神经，因为神经的电刺激可能导致术后的神经不完全麻痹[13, 117]。

相对于直接刺激 RLN，一直有学者探索将刺激迷走神经作为评估喉神经功能的一种方法[118]。在甲状腺手术时可以使用球尖刺激性压迫颈动脉和颈静脉之间的部位[119]，研究显示刺激迷走神经会提高 IONM 的准确性[119]。然而，关于术中刺激 RLN 与刺激迷走神经产生的电生理信号是否存在差异的研究较少[120]。刺激迷走神经可能对自主神经系统产生影响，刺激迷走神经是否会诱发迷走神经反应仍存在争议[115, 121]。

IONM 的另一个发展是术中持续神经监测（continuous intraoperative nerve monitoring，CIONM），而不是术中间断神经监测（intermittent intraoperative nerve monitoring，IIONM）。多数作者主张使用 CIONM，可以及时发现 EMG 的早期变化，实时判断 RLN 损伤的风险，使得术者可以迅速调整手术方案[122-127]。然而，目前关于 CIONM 的研究较少，CIONM 相对于 IIONM 是否具有优势需要更多的研究[128]。

在喉神经电生理监测中由于未使用肌松药，病人处于浅麻醉状态，喉部神经可能会因呼吸变化而产生神经电生理活动，在示波器上可见锯齿状或交错增加的基线活动，振幅为 30 到 70μV[13]。这种呼吸变化的出现通常是麻醉变浅的第一个征兆，不久会出现不自主的肌肉活动和患者活动。当示波器上提示呼吸变化时，通常提示需要增加麻醉深度。当麻醉状态合适时，在术中只出现极小的基线活动，振幅 10~20μV。如果在手术过程中直接损伤神经，那么将出现单个多相爆发的电活动，时限一般少于 1 秒[53]。如果有开启 NIM 的听觉反馈这项功能（一般始终都有），将听到单声的"砰"音。如果在处理周围组织时神经被拉伸，通过监视器上可以看到和听到一系列电反应，这种系列电反应的特点是连续多相位的电活动，振幅大于 100μV，并听到持续或快速连续的"砰砰"音，系列电反应和"砰砰"音会随牵拉神经的操作终止而终止，如停止操作后仍出现系列电反应，则意味着神经可能受到损伤[53]。横断神经过程中会出现系列电反应（出现在神经横断前），如一旦神经切断，所有电反应就会停止。采用 1mA 刺激探针刺激神经时通常出现整合双相电位，振幅为 500~1800mV[13]。

目前科研显示神经刺激的电反应幅度是一项可靠的喉神经功能指标。Pavier 等[129]发现，振幅超过 280μV 的电活动预示良好的神经功能，而振幅在 280μV 以下有 50% 神经麻痹的风险。这结论也得到了 Caragacianu 等[130]的支持，他们发现术后即刻的神经电刺激反应振幅为 247~3607μV 与正常的术后神经功能相关。Genther 等[47]发现，当小于临界点 200μV 时，可以准确地预测声带麻痹。

在外科手术中，外科医生还必须注意能量装置（energy-based devices，EBDs）和热损伤造成喉神经损伤的可能性，不同的 EBDs 安全距离不同，从谐波聚焦时的 1mm 到超声刀时的 3mm[131-132]。

# 局 限 性

喉神经监测最重要的是，外科医生必须清楚地意识到唯一防止神经损伤的正确方法是直接观察到神经。电生理监测如果使用不当会导致神经损伤，在切断或强力牵拉任何可疑组织之前，必须清楚地辨认出神经。用探针刺激组织无神经电反应时，不能排除该组织不是神经，应在电刺激时，触诊喉部肌肉，探测是否有肌肉收缩；排除探针故障或替换为一次性刺激器；或通过充分的呼吸变化或直达喉镜检查验证气管插管电极是否在准确位置[133]，因为气管插管深度和旋转会影响反应的幅度[134]；同时还需要检查阻抗及电池供电情况，并询问麻醉人员是否使用肌松剂，特别在术中换班，在没有确认组织非神经前，有改变时，任何情况下都不应将可疑组织切断。

我们已强调并回顾了甲状腺和甲状旁腺手术中设备使用的局限性[135]，甲状腺和甲状旁腺手术中喉返神经电生理监测的国际指南同样适用于颈前手术，出台该指南的原因在于文献对术中神经监测的应用和结果存在差异。正如上文所提及的，文献结果并不一致，而且几乎没有循证医学的支持和标准化数据[136]。因此，仍然有外科医生认为所有的颈前手术都需要做术中监测，因为喉神经可能受到损伤，还有人认为这项技术对术中没有帮助。导致此争议的原因是技术上缺乏一致性，设备的安装、气管插管的位置、信号的评估等问题缺乏标准。定义也未统一，如刺激水平和临界值的不同界定，可能导致 IONM 的使用存在差异[87, 137-140]。任何使用神经监测设备的外科医生都有责任掌握设备的正确操作、最佳参数设置、波形的标准评估，定义和测量以及监测所必需的其他技术，使术中的电生理学评估对临床有帮助[137]。

# 总 结

电生理监测可以帮助外科医生更好地保护喉神经，但不能依赖电生理监测来避免喉神经损伤。术中电生理监测可以协助辨认并保护神经。当撑开器不慎牵拉神经时，术中监测可提醒外科医生，特别对有颈前手术史、异常解剖和（或）术前有声带完全或不完全麻痹的患者，应该推荐常规使用。

# 参 考 文 献

1. Deniwar A, Kandil E, Randolph G. Electrophysiological neural monitoring of the laryngeal nerves in thyroid surgery: review of the current literature. *Gland Surg*. 2015;4(5):368–375.

2. Zheng H, Jiang L, Wang X, et al. Application experience of intra-operative neuromonitoring in thyroidectomy. *Int J Clin Exp Med*. 2015;8(12):22359–22364.

3. Simon D, Boucher M, Schmidt-Wilcke P. Intraoperative avoidance and recognition of recurrent laryngeal nerve palsy in thyroid surgery. *Chirurg*. 2015;86(1):6–12.

4. Maturo SC, Braun N, Brown DJ, Chong PS, Kerschner JE, Hartnick CJ. Intraoperative laryngeal electromyography in children with vocal fold immobility: results of a multicenter longitudinal study. *Arch Otolaryngol Head Neck Surg*. 2011;137(12):1251–1257.

5. Lee C, Stack BC. Intraoperative neuromonitoring during thyroidectomy. *Expert Rev Anticancer Ther*. 2011;11(9):1417–1427.

6. Chiang FY, Lu IC, Chang PY, et al. Stimulating dissecting instruments during neuromonitoring of RLN in thyroid surgery. *Laryngoscope*. 2015;125(12):2832–2837.

7. Randolph GW, Sritharan N, Song P, Franco R, Kamani D, Woodson G. Thyroidectomy in the professional singer-neural monitored surgical outcomes. *Thyroid*. 2015;25(6):665–671.

8. Pardal-Refoyo JL. Usefulness of neuromonitoring in thyroid surgery. *Acta Otorrinolaringol Esp*. 2012;63(5):355–363.

9. Pardal-Refoyo JL, Ochoa-Sangrador C. Bilateral recurrent laryngeal nerve injury in total thyroidectomy with or without intraoperative neuromonitoring: systematic review and meta-analysis. *Acta Otorrinolaringol Esp*. 2016;67(2):66–74.

10. Snyder SK, Sigmond BR, Lairmore TC, Govednik-Horny CM, Janicek AK, Jupiter DC. The long-term impact of routine intraoperative nerve monitoring during thyroid and parathyroid surgery. *Surgery*. 2013;154(4):704–711.

11. Farrar W. Complications of thyroidectomy. *Surg Clin North Am*. 1983;63(6):1353–1361.

12. Lipton RJ, McCafferey TV, Litchy WJ. Intraoperative electrophysiologic monitoring of laryngeal muscle during thyroid surgery. *Laryngoscope*. 1988;98:1292–1296.

13. Randolph GW. Surgical anatomy of the recurrent laryngeal nerve. In: Randolph GW, ed. *Surgery of the Thyroid and Parathyroid Glands*. Philadelphia, PA: Saunders;2012: 300–342.

14. Lo CY, Kwoh KF, Yuen PW. A prospective evaluation of recurrent laryngeal nerve paralysis during thyroidectomy. *Arch Surg*. 2000; 135(2):204–207.

15. Wagner HE, Seiler C. Recurrent laryngeal nerve paralysis after thyroid gland surgery. *Br J Surg*. 1984;81(2):226–228.

16. Eisle OW. Intraoperative electrophysiologic monitoring of the recurrent laryngeal nerve. *Laryngoscope*. 1996;106:443–449.

17. Schroder DM. Operative strategy for thyroid cancer: is total thyroidectomy worth the price? *Cancer*. 1986;58:2320–2328.

18. Crumley R. Repair of the recurrent laryngeal nerve. *Oto Clin North Am*. 1990;23(3):553–563.

19. Patlow C, Norton JA, Brennan MF. Vocal cord paralysis and reoperative parathyroidectomy. *Ann Surg*. 1986;203(3):282–285.

20. Holt GR, McMurray GR, Joseph DL. Recurrent laryngeal nerve injury following thyroid operations. *Surg Gynecol Obstet*. 1977; 144(4):567–570.

21. Lorenz K, Abuazab M, Sekulla C, Schneider R, Nguyen Thanh P, Dralle H. Results of intraoperative neuromonitoring in thyroid surgery and preoperative vocal cord paralysis. *World J Surg*. 2014; 38(3):582–591.

22. Donatini G, Camaille B, Dionigi G. Increased detection of nonrecurrent inferior laryngeal nerve (NRLN) during thyroid surgery using systematic intraoperative neuromonitoring (IONM). *World J Surg*. 2013;37(1):91–93.

23. Brauckhoff M, Machens A, Sekulla C, Lorenz K, Dralle H. Latencies shorter than 3.5 ms after vagus nerve stimulation signify a nonrecurrent inferior laryngeal nerve before dissection. *Ann Surg*. 2011;253(6):1172–1177.

24. Chiang FY, Lu IC, Tsai CJ, Hsiao PJ, Lee KW, Wu CW. Detecting and identifying nonrecurrent laryngeal nerve with the application of intraoperative neuromonitoring during thyroid and parathyroid operation. *Am J Otolaryngol*. 2012;33(1):1–5.

25. Barczynski M, Konturek A, Stopa M, Hubalewska-Dydejczyk A, Richter P, Nowak W. Clinical value of intraoperative neuromonitoring of the recurrent laryngeal nerves in improving outcomes of surgery for well-differentiated thyroid cancer. *Pol Przegl Chir*. 2011;83(4):196–203.

26. Calo PG, Pisano G, Medas F, et al. Intraoperative recurrent laryngeal nerve monitoring in thyroid surgery: is it really useful? *Clin Ter*. 2013;164(3):el93–el98.

27. Adamczewski Z, Chwalkiewicz M, Lewinski A, Brzezinski J, Dedecjus M. Continuous intraoperative neuromonitoring (CIONM) of the recurrent laryngeal nerve is sufficient as the only neuromonitoring technique in thyroidectomy performed because of benign goitre. *Ann Agric Environ Med*. 2015;22(3):495–498.

28. Kamani D, Darr EA, Randolph GW. Electrophysiologic monitoring characteristics of the recurrent laryngeal nerve preoperatively paralyzed or invaded with malignancy. *Otolaryngol Head Neck Surg*. 2013;149(5):682–688.

29. Chuang YC, Huang SM. Protective effect of intraoperative nerve monitoring against recurrent laryngeal nerve injury during re-exploration of the thyroid. *World J Surg Oncol*. 2013;1:1–94.

30. Barczynski M, Konturek A, Pragacz K, Papier A, Stopa M, Nowak W. Intraoperative nerve monitoring can reduce prevalence of recurrent laryngeal nerve injury in thyroid reoperations: results of a retrospective cohort study. *World J Surg*. 2014;38(3):599–606.

31. Prokopakis E, Kaprana A, Velegrakis S, et al. Intraoperative recurrent laryngeal nerve monitoring in revision thyroidectomy. *Eur Arch Otorhinolaryngol*. 2013;270(9):2521–2524.

32. Rosenthal LH, Benninger MS, Deeb RH. Vocal fold immobility: a longitudinal analysis of etiology over 20 years. *Laryngoscope*. 2007;117(IO):1864–1870.

33. Merati AL, Shemirani N, Smith TL, Toohill RJ. Changing trends in the nature of vocal fold motion impairment. *Am J Otolaryngol*. 2006;27(2):106–108.

34. Kelchner LN, Stemple JC, Gerdeman E, et al. Etiology, pathophysiology, treatment choices, and voice results for unilateral adductor vocal fold paralysis: a 3-year retrospective. *J Voice*. 1999;13(4): 592–601.

35. Kriskovich MD, Apfelbaum RI, Haller JR. Vocal fold paralysis after anterior cervical spine surgery: incidence, mechanism, and prevention of injury. *Laryngoscope*. 2000;110(9):1467–1473.

36. Netterville JL, Koriwchak MJ, Winkle M, Courey MS, Ossoff RH. Vocal fold paralysis following the anterior approach to the cervical spine. *Ann Otol Rhinol Laryngol*. 1996;105(2):85–91.

37. Baron EM, Soliman AM, Gaughan JP, Simpson L, Young WF. Dysphagia, hoarseness, and unilateral true vocal fold motion impairment following anterior cervical diskectomy and fusion. *Ann Otol Rhinol Laryngol*. 2003;112(11):921–926.

38. Jung A, Schramm J, Lehnerdt K, Herberhold C. Recurrent laryngeal nerve palsy during anterior cervical spine surgery: a prospective study. *J Neurosurg Spine*. 2005;2(2):123–127.

39. Tervonen H, Niemela M, Lauri ER, et al. Dysphonia and dysphagia after anterior cervical decompression. *J Neurosurg Spine*. 2007; 7(2):124–130.

40. Sataloff RT, Mandel S, Heman-Ackah YD, Manon-Espaillat R, Abaza M. *Laryngeal Electromyography*. 2nd ed. San Diego, CA: Plural; 2006.

41. Sataloff RT, Praneetvatakul P, Heuer RJ, Hawkshaw MJ, Heman-Ackah YD, Marx Schneider S, Mandel S. Laryngeal electromyography: clinical application. *J Voice*. 2010;24(2):228–234.

42. Jellish WS, Jensen RL, Anderson DE, Shea JF. Intraoperative elec-tromyographic assessment of recurrent laryngeal nerve stress and pharyngeal injury during anterior cervical spine surgery with Cas-par instrumentation. *J Neurosurg*. 1999;91(2)(suppl):170–174.

43. Dimopoulos VG, Chung I, Lee GP, et al. Quantitative estimation of the recurrent laryngeal nerve irritation by employing spontaneous intraoperative electromyographic monitoring during anterior cer-vical discectomy and fusion. *J Spinal Disord Tech*. 2009;22(1):1–7.

44. Randolph GW, Kamani D. Intraoperative electrophysiologic moni-toring of the recurrent laryngeal nerve during thyroid and parathy-roid surgery: experience with 1,381 nerves at risk. *Laryngoscope*. 2016.

45. Dequanter D, Charara F, Shahla M, Lothaire P. Usefulness of neu-romonitoring in thyroid surgery. *Eur Arch Otorhinolaryngol*. 2015;272(10):3039–3043.

46. De Falco M, Santangelo G, Del Giudice S, Gallucci F, Parmeggiani U. Double probe intraoperative neuromonitoring with a stan-dardized method in thyroid surgery. *Int J Surg*. 2014;12(suppl 1): S140–S144.

47. Genther DJ, Kandil EH, Noureldine SI, Tufano RP. Correlation of final evoked potential amplitudes on intraoperative electromyog-raphy of the recurrent laryngeal nerve with immediate postop-erative vocal fold function after thyroid and parathyroid surgery. *JAMA Otolaryngol Head Neck Surg*. 2014;140(2):124–128.

48. Hong RS, Kartush JM. Acoustic neuroma neurophysiologic cor-relates: facial and recurrent laryngeal nerves before, during, and after surgery. *Otolaryngol Clin North Am*. 2012;45(2):291–306, vii–viii.

49. Kandil E, Mohamed SE, Deniwar A, et al. Electrophysiologic iden-tification and monitoring of the external branch of superior laryn-geal nerve during thyroidectomy. *Laryngoscope*. 2015;125(8): 1996–2000.

50. Potenza AS, Phelan EA, Cernea CR, et al. Normative intra-opera-tive electrophysiologic waveform analysis of superior laryngeal nerve external branch and recurrent laryngeal nerve in patients undergoing thyroid surgery. *World J Surg*. 2013;37(10):2336–2342.

51. Darr EA, Tufano RP, Ozdemir S, Kamani D, Hurwitz S, Randolph G. Superior laryngeal nerve quantitative intraoperative monitor-ing is possible in all thyroid surgeries. *Laryngoscope*. 2014;124(4): 1035–1041.

52. Barczyilski M, Randolph GW, Cernea CR, et al. External branch of the superior laryngeal nerve monitoring during thyroid and para-thyroid surgery: International Neural Monitoring Study Group

standards guideline statement. *Laryngoscope.* 2013;123(suppl 4): S1–S14.

53. Highlander RL, McDaniel SL. Intraoperative monitoring of lower cranial nerves in surgery of the skull base. *Oper Techn Otolaryngol Head Neck Surg.* 1996;7:192–199.

54. Chiang FY, Lu IC, Chen HC, et al. Intraoperative neuromonitoring for early localization and identification of recurrent laryngeal nerve during thyroid surgery. *Kaohsiung J Med Sci.* 2010;26(12): 633–639.

55. Chiang FY, Lu IC, Tsai CJ, Hsiao PJ, Hsu CC, Wu CW. Does extensive dissection of recurrent laryngeal nerve during thyroid operation increase the risk of nerve injury? Evidence from the application of intraoperative neuromonitoring. *Am J Otolaryngol.* 2011;32(6): 499–503.

56. Coughlan CA, Verma SP. The utility of recurrent laryngeal nerve monitoring during open pharyngeal diverticula procedures. *Ann Otol Rhinol Laryngol.* 2016;125(8):648–651.

57. Zhong D, Zhou Y, Li Y, et al. Intraoperative recurrent laryngeal nerve monitoring: a useful method for patients with esophageal cancer. *Dis Esophagus.* 2014;27(5):444–451.

58. Ikeda Y, Inoue T, Ogawa E, Horikawa M, Inaba T, Fukushima R. Recurrent laryngeal nerve monitoring during thoracoscopic esophagectomy. *World J Surg.* 2014;38(4):897–901.

59. Garas G, Kayani B, Tolley N, Palazzo F, Athanasiou T, Zacharakis E. Is there a role for intraoperative recurrent laryngeal nerve monitoring during high mediastinal lymph node dissection in three-stage oesophagectomy for oesophageal cancer? *Int J Surg.* 2013;11(5):370–373.

60. Bae DS, Kim SJ. Intraoperative neuromonitoring of the recurrent laryngeal nerve in robotic thyroid surgery. *Surg Laparosc Endosc Percutan Tech.* 2015;25(1):23–26.

61. Dionigi G, Lombardi D, Lombardi CP, et al. Intraoperative neuromonitoring in thyroid surgery: a point prevalence survey on utilization, management, and documentation in Italy. *Updates Surg.* 2014;66(4):269–276.

62. Chung TK, Rosenthal EL, Porterfield JR, Carroll WR, Richman J, Hawn MT. Examining national outcomes after thyroidectomy with nerve monitoring. *J Am Coli Surg.* 2014;219(4):765–770.

63. Duclos A, Lifante JC, Ducarroz S, Soardo P, Colin C, Peix JL. Influence of intraoperative neuromonitoring on surgeons' technique during thyroidectomy. *World J Surg.* 2011;35(4):773–778.

64. Marti JL, Holm T, Randolph G. Universal use of intraoperative nerve monitoring by recently fellowship-trained thyroid surgeons

is common, associated with higher surgical volume, and impacts intraoperative decision-making. *World J Surg*. 2016;40(2):337–343.

65. Chandrasekhar SS, Randolph GW, Seidman MD, et al. Clinical practice guideline: improving voice outcomes after thyroid surgery. *Otolaryngol Head Neck Surg*. 2013;148(6)(suppl):S1–S37.

66. Dionigi G, Bacuzzi A, Boni L, Rausei S, Rovera F, Dionigi R. Visualization versus neuromonitoring of recurrent laryngeal nerves during thyroidectomy: what about the costs? *World J Surg*. 2012;36(4): 748–754.

67. Vasileiadis I, Karatzas T, Charitoudis G, Karakostas E, Tseleni-Belafouta S, Kouraklis G. Association of intraoperative neuromonitoring with reduced recurrent laryngeal nerve injury in patients undergoing total thyroidectomy. *JAMA Otolaryngol Head Neck Surgery*. 2016;142(10):994–1001.

68. Higgins TS, Gupta R, Ketcham AS, Sataloff RT, Wadsworth JT, Sinacori JT. Recurrent laryngeal nerve monitoring versus identification alone on post-thyroidectomy true vocal fold palsy: a metaanalysis. *Laryngoscope*. 2011;121(5):1009–1017.

69. Alesina PF, Rolfs T, Hommeltenberg S, et al. Intraoperative neuromonitoring does not reduce the incidence of recurrent laryngeal nerve palsy in thyroid reoperations: results of a retrospective comparative analysis. *World J Surg*. 2012;36(6):1348–1353.

70. Gremillion G, Fatakia A, Dornelles A, Amedee RG. Intraoperative recurrent laryngeal nerve monitoring in thyroid surgery: is it worth the cost? *Ochsner J*. 2012;12(4):363–366.

71. Cavicchi O, Caliceti U, Fernandez IJ, et al. Laryngeal neuromonitoring and neurostimulation versus neurostimulation alone in thyroid surgery: a randomized clinical trial. *Head Neck*. 2012;34(2):141–145.

72. Calo PG, Pisano G, Medas F, et al. Identification alone versus intraoperative neuromonitoring of the recurrent laryngeal nerve during thyroid surgery: experience of 2034 consecutive patients. *J Otolaryngol Head Neck Surg*. 2014;43:16.

73. Popescu R, Ponoran D, Ignat O, Constantinoiu S. Monitoring the laryngeal nerves during thyroidectomy: initial 115 cases experience. *Chirurgia (Bucur)*. 2015;110(4):327–332.

74. Brajcich BC, McHenry CR. The utility of intraoperative nerve monitoring during thyroid surgery. *J Surg Res*. 2016;204(1):29–33.

75. Page C, Cuvelier P, Biet A, Strunski V. Value of intra-operative neuromonitoring of the recurrent laryngeal nerve in total thyroidectomy for benign goitre. *J Laryngol Otol*. 2015;129(6):553–557.

76. Sanabria A, Ramirez A, Kowalski LP, et al. Neuromonitoring in thyroidectomy: a meta-analysis of effectiveness from randomized controlled trials. *Eur Arch Otorhinolaryngol*. 2013;270(8):2175–2189.

77. Calo PG, Medas F, Erdas E, et al. Role of intraoperative neuromonitoring of recurrent laryngeal nerves in the outcomes of surgery for thyroid cancer. *Int J Surg.* 2014;12(suppl 1):S213–S217.
78. Eid I, Miller FR, Rowan S, Otto RA. The role of nerve monitoring to predict postoperative recurrent laryngeal nerve function in thyroid and parathyroid surgery. *Laryngoscope.* 2013;123(10):2583–2586.
79. San-Juan D, Escanio Cortes M, Tena-Suck M, et al. Neurophysiological intraoperative monitoring during an optic nerve schwannoma removal. *J Clin Monit Comput.* 2016.
80. Pisanu A, Porceddu G, Podda M, Cois A, Uccheddu A. Systematic review with meta-analysis of studies comparing intraoperative neuromonitoring of recurrent laryngeal nerves versus visualization alone during thyroidectomy. *J Surg Res.* 2014;188(1):152–161.
81. Zheng S, Xu Z, Wei Y, Zeng M, He J. Effect of intraoperative neuromonitoring on recurrent laryngeal nerve palsy rates after thyroid surgery—a meta-analysis. *J Formos Med Assoc.* 2013;112(8): 463–472.
82. Hayward NJ, Grodski S, Yeung M, Johnson WR, Serpell J. Recurrent laryngeal nerve injury in thyroid surgery: a review. *ANZ J Surg.* 2013;83(1–2):15–21.
83. Smith J, Douglas J, Smith B, Dougherty T, Ayshford C. Assessment of recurrent laryngeal nerve function during thyroid surgery. *Ann R Coll Surg Engl.* 2014;96(2):130–135.
84. Moris D, Vernadakis S, Felekouras E. The role of intraoperative nerve monitoring (IONM) in thyroidectomy: where do we stand today? *Surg Innov.* 2014;21(1):98–105.
85. Sanabria A, Silver CE, Suarez C, et al. Neuromonitoring of the laryngeal nerves in thyroid surgery: a critical appraisal of the literature. *Eur Arch Otorhinolaryngol.* 2013;270(9):2383–2395.
86. Ahmed M, Aurangzeb, Abbas S, et al. Should we routinely expose recurrent laryngeal nerve(s) during thyroid surgery? *J Coll Physicians Surg Pak.* 2013;23(3):186–189.
87. Malik R, Linos D. Intraoperative neuromonitoring in thyroid surgery: a systematic review. *World J Surg.* 2016;40(8):2051–2058.
88. Angelos P. Ethical and medicolegal issues in neuromonitoring during thyroid and parathyroid surgery: a review of the recent literature. *Curr Opin Oncol.* 2012;24(1):16–21.
89. Puram SV, Chow H, Wu CW, et al. Vocal cord paralysis predicted by neural monitoring electrophysiologic changes with recurrent laryngeal nerve compressive neuropraxic injury in a canine model. *Head Neck.* 2016;38(suppl 1):E1341–E1350.
90. Sarkis LM, Zaidi N, Norlen O, Delbridge LW, Sywak MS, Sidhu SB. Bilateral recurrent laryngeal nerve injury in a specialized thyroid

surgery unit: would routine intraoperative neuromonitoring alter outcomes? *ANZ J Surg.* 2015.

91. Fontenot TE, Randolph GW, Setton TE, Alsaleh N, Kandil E. Does intraoperative nerve monitoring reliably aid in staging of total thyroidectomies? *Laryngoscope.* 2015;125(9):2232–2235.

92. Perie S, Ait-Mansour A, Devos M, Sonji G, Baujat B, St Guily JL. Value of recurrent laryngeal nerve monitoring in the operative strategy during total thyroidectomy and parathyroidectomy. *Eur Ann Otorhinolaryngol Head Neck Dis.* 2013;130(3):131–136.

93. Shindo ML, Caruana SM, Kandil E, et al. Management of invasive well-differentiated thyroid cancer: an American Head and Neck Society consensus statement. AHNS consensus statement. *Head Neck.* 2014;36(10):1379–1390.

94. Wu CW, Dionigi G, Sun H, et al. Intraoperative neuromonitoring for the early detection and prevention of RLN traction injury in thyroid surgery: a porcine model. *Surgery.* 2014;155(2):329–339.

95. Khamsy L, Constanthin PE, Sadowski SM, Triponez F. Loss of neuromonitoring signal during bilateral thyroidectomy: no systematic change in operative strategy according to a survey of the French Association of Endocrine Surgeons (AFCE). *BMC Surg.* 2015;15:95.

96. Schneider R, Lorenz K, Sekulla C, Machens A, Nguyen-Thanh P, Dralle H. Surgical strategy during intended total thyroidectomy after loss of EMG signal on the first side of resection. *Chirurg.* 2015;86(2):154–163.

97. Sitges-Serra A, Fontane J, Duenas JP, et al. Prospective study on loss of signal on the first side during neuromonitoring of the recurrent laryngeal nerve in total thyroidectomy. *Br J Surg.* 2013; 100(5):662–666.

98. Flisberg K, Cindholm T. Electrical stimulation of the human recurrent laryngeal nerve during thyroid operation. *Acta Otolaryngol.* 1970;263:63–67.

99. Rea JL, Davis WE, Templer JW. Recurrent nerve location system. *Ann Otol Rhinol Laryngeal.* 1979;88:92–94.

100. Davis WE, Rea JE, Templer JW. Recurrent laryngeal nerve localization using a microlaryngeal electrode. *Otolaryng Head Neck Surg.* 1979;87:330–333.

101. Rice DH, Cone-Wesson B. Intraoperative recurrent laryngeal nerve monitoring. *Otolaryngol Head Neck Surg.* 1991;105:372–375.

102. Beck DL, Maves MD. Recurrent laryngeal nerve monitoring during thyroid surgery. In: Kartush JM, Bouchard KR, eds. *Neuromonitoring in Otology and Head and Neck Surgery.* New York, NY: Raven Press; 1992:151–155.

103. Maloney RW, Morcek BW, Steehler KW, et al. A new method for intraoperative recurrent laryngeal nerve monitoring. *ENT J.* 1994: 73:30–33.

104. Goldstone AC, Schettino RL. The electrode endotracheal tube: a state of the art method for monitoring recurrent laryngeal nerve vocal cord muscle integrity in the intubated patient. *Otolaryngol Head Neck Surg.* 1990;103:249–251.

105. Rea JL. Postcricoid surface laryngeal electrode. *ENT J.* 1992;71: 267–269.

106. Cheng J, Kazahaya K. Endolaryngeal hookwire electrodes for intra-operative recurrent laryngeal nerve monitoring during pediatric thyroid surgery. *Otolaryngol Head Neck Surg.* 2013;148(4):572–575.

107. Lamade W, Ulmer C, Friedrich C, et al. Signal stability as key requirement for continuous intraoperative neuromonitoring. *Chirurg.* 2011;82(10):913–920.

108. Van Slycke S, Gillardin JP, Brusselaers N, Vermeersch H. Initial experience with S-shaped electrode for continuous vagal nerve stimulation in thyroid surgery. *Langenbecks Arch Surg.* 2013; 398(5):717–722.

109. Lamade W, Ulmer C, Rieber F, Friedrich C, Koch KP, Thon KP. New backstrap vagus electrode for continuous intraoperative neuro-monitoring in thyroid surgery. *Surg Innov.* 2011;18(3):206–213.

110. Birkholz T, Saalfrank-Schardt C, Irouschek A, Klein P, Albrecht S, Schmidt J. Comparison of two electromyographical endotracheal tube systems for intraoperative recurrent laryngeal nerve moni-toring: reliability and side effects. *Langenbecks Arch Surg.* 2011; 396(8):1173–1179.

111. Pachuski J, Vaida S, Donahue K, et al. Effect of laryngotracheal topical anesthesia on recurrent laryngeal nerve monitoring during thyroid Surgery. *J Clin Anesth.* 2016;29:10–13.

112. Han YD, Liang F, Chen P. Dosage effect of rocuronium on intraop-erative neuromonitoring in patients undergoing thyroid surgery. *Cell Biochem Biophys.* 2015;71(1):143–146.

113. Birkholz T, Irouschek A, Saalfrank-Schardt C, Klein P, Schmidt J. Laryngeal morbidity after intubation with or without neuromus-cular block in thyroid surgery using recurrent laryngeal nerve monitoring. *Auris Nasus Larynx.* 2012;39(3):288–293.

114. Chang PY, Wu CW, Chen HY, et al. Influence of intravenous anes-thetics on neuromonitoring of the recurrent laryngeal nerve dur-ing thyroid surgery. *Kaohsiung J Med Sci.* 2014;30(10):499–503.

115. Schneider R, Sekulla C, Machens A, Lorenz K, Nguyen Thanh P, Dralle H. Postoperative vocal fold palsy in patients undergoing

thyroid surgery with continuous or intermittent nerve monitoring. *Br J Surg*. 2015; 102(11):1380–1387.

116. Lu IC, Wu CW, Chang PY, et al. Reversal of rocuronium-induced neuromuscular blockade by sugammadex allows for optimization of neural monitoring of the recurrent laryngeal nerve. *Laryngoscope*. 2016;126(4):1014–1019.

117. Julien N, Mosnier I, Bozorg Grayeli A, Nys P, Ferrary E, Sterkers O. Intraoperative laryngeal nerve monitoring during thyroidectomy and parathyroidectomy: a prospective study. *Eur Ann Otorhinolaryngol Head Neck Dis*. 2012;129(2):69–76.

118. Farizon B, Gavid M, Karkas A, Dumollard JM, Peoc'h M, Prades JM. Intraoperative monitoring of the recurrent laryngeal nerve by vagal nerve stimulation in thyroid surgery. *Eur Arch Otorhinolaryngol*. 2017;274(1):421–426.

119. Wu CW, Dionigi G, Chen HC, et al. Vagal nerve stimulation without dissecting the carotid sheath during intraoperative neuromonitoring of the recurrent laryngeal nerve in thyroid surgery. *Head Neck*. 2013;35(10):1443–1447.

120. Phelan E, Potenza A, Slough C, Zurakowski D, Kamani D, Randolph G. Recurrent laryngeal nerve monitoring during thyroid surgery: normative vagal and recurrent laryngeal nerve electrophysiological data. *Otolaryngol Head Neck Surg*. 2012;147(4):640–646.

121. Ulmer C, Friedrich C, Kohler A, et al. Impact of continuous intraoperative neuromonitoring on autonomic nervous system during thyroid surgery. *Head Neck*. 2011;33(7):976–984.

122. Schneider R, Randolph GW, Sekulla C, et al. Continuous intraoperative vagus nerve stimulation for identification of imminent recurrent laryngeal nerve injury. *Head Neck*. 2013;35(11):1591–1598.

123. Liu XL, Wu CW, Zhao YS, et al. Exclusive real-time monitoring during recurrent laryngeal nerve dissection in conventional monitored thyroidectomy. *Kaohsiung J Med Sci*. 2016;32(3):135–141.

124. Phelan E, Schneider R, Lorenz K, et al. Continuous vagal IONM prevents recurrent laryngeal nerve paralysis by revealing initial EMG changes of impending neuropraxic injury: a prospective, multicenter study. *Laryngoscope*. 2014;124(6):1498–1505.

125. Schneider R, Bures C, Lorenz K, Dralle H, Freissmuth M, Hermann M. Evolution of nerve injury with unexpected EMG signal recovery in thyroid surgery using continuous intraoperative neuromonitoring. *World J Surg*. 2013;37(2):364–368.

126. Koulouris C, Papavramidis TS, Pliakos I, et al. Intraoperative stimulation neuromonitoring versus intraoperative continuous electromyographic neuromonitoring in total thyroidectomy: identifying laryngeal complications. *Am J Surg*. 2012; 204(1):49–53.

127. Dionigi G, Donatini G, Boni L, et al. Continuous monitoring of the recurrent laryngeal nerve in thyroid surgery: a critical appraisal. *Int J Surg*. 2013;11(suppl 1):S44–S46.

128. Schneider R, Sekulla C, Machens A, Lorenz K, Thanh PN, Dralle H. Dynamics of loss and recovery of the nerve monitoring signal during thyroidectomy predict early postoperative vocal fold function. *Head Neck*. 2016;38(suppl 1):E1144–E1151.

129. Pavier Y, Saroul N, Pereira B, Tauveron I, Gilain L, Mom T. Acute prediction of laryngeal outcome during thyroid surgery by electromyographic laryngeal monitoring. *Head Neck*. 2015;37(6): 835–839.

130. Caragacianu D, Kamani D, Randolph GW. Intraoperative monitoring: normative range associated with normal postoperative glottic function. *Laryngoscope*. 2013;123(12):3026–3031.

131. Wu CW, Chai YJ, Dionigi G, et al. Recurrent laryngeal nerve safety parameters of the Harmonic Focus during thyroid surgery: porcine model using continuous monitoring. *Laryngoscope*. 2015;125(12): 2838–2845.

132. Kwak HY, Dionigi G, Kim D, et al. Thermal injury of the recurrent laryngeal nerve by THUNDERBEAT during thyroid surgery: findings from continuous intraoperative neuromonitoring in a porcine model. *J Surg Res*. 2016;200(1):177–182.

133. Chambers KJ, Pearse A, Coveney J, et al. Respiratory variation predicts optimal endotracheal tube placement for intra-operative nerve monitoring in thyroid and parathyroid surgery. *World J Surg*. 2015;39(2):393–399.

134. Kim HY, Tufano RP, Randolph G, et al. Impact of positional changes in neural monitoring endotracheal tube on amplitude and latency of electromyographic response in monitored thyroid surgery: results from the porcine experiment. *Head Neck*. 2016; 38(suppl 1):E1004–E1008.

135. Randolph GW, Dralle H. Electrophysiologic recurrent laryngeal nerve monitoring during thyroid and parathyroid surgery: international standards guideline statement. *Laryngoscope*. 2011; 121(1):S1–S15.

136. Macias AA, Eappen S, Malikin I, et al. Successful intraoperative electrophysiologic monitoring of the recurrent laryngeal nerve, a multidisciplinary approach: The Massachusetts Eye and Ear Infirmary monitoring collaborative protocol with experience in over 3000 cases. *Head Neck*. 2016;38(10):1487–1494.

137. Stopa M, Barczynski M. Prognostic value of intraoperative neural monitoring of the recurrent laryngeal nerve in thyroid surgery. *Langenbecks Arch Surg*. 2016.

138. Faden DL, Orloff LA, Ayeni T, Fink DS, Yung K. Stimulation threshold greatly affects the predictive value of intraoperative nerve monitoring. *Laryngoscope*. 2015;125(5):1265–1270.
139. Sritharan N, Chase M, Kamani D, Randolph M, Randolph GW. The vagus nerve, recurrent laryngeal nerve, and external branch of the superior laryngeal nerve have unique latencies allowing for intraoperative documentation of intact neural function during thyroid surgery. *Laryngoscope*. 2015;125(2):E84–E89.
140. Dionigi G, Chiang FY, Dralle H, et al. Safety of neural monitoring in thyroid surgery. *Int J Surg*. 2013;11(suppl 1):S120–S126.

# 附录 1

# 喉肌电图：部分重要内容的概述

1. 定义和概述

    A. 喉肌电图（EMG）是一项通过记录在肌纤维中产生的动作电位来评估运动系统完整性的检查。

    B. 肌电图特别适用于评估涉及下运动神经元、周围神经、神经肌肉接头和肌肉的疾病。

    C. 肌电图应被视为体格检查的拓展，而不是一项单独的实验室检查。

    D. 肌电图的解析应以临床为背景。

    E. 一个运动单位由一个下运动神经元、轴突和它所支配的肌纤维组成。肌电图测试的是一个运动单位下属所有肌肉在特定空间和时间内动作电位的总和，这被称为运动单位电位。

2. 喉肌电图检查的适应证

    A. 鉴别声带麻痹和机械性（环杓关节）固定。例如：声带不动，喉肌电图检查正常，则诊断机械性固定而不是麻痹。

    B. 疑有癔症性发声困难或诈病时进行评估。在这两种情况下，表现为内收和外展同步激活，这一现象在一些联带运动的病例中也可以看到，但通常而言，神经源性病变的联带运动多为单侧且和肌肉无力相关。癔症／诈病与联带运动很容易被区分开来。

    C. 任何怀疑有喉部运动障碍的疾病

      ⅰ. 喉返神经不完全或完全麻痹

      ⅱ. 喉上神经不完全或完全麻痹

      ⅲ. 运动神经元疾病

      ⅳ. 喉肌张力障碍

   ⅴ. 喉震颤
  D. 可疑神经肌肉传导障碍
  E. 可疑肌病
  F. 喉肌张力障碍（发声或呼吸）
  G. 误吸
  H. 评估喉部创伤后的神经肌肉功能
  I. 引导肉毒杆菌毒素的注射
3. 技术
  A. 电极
   ⅰ. 单极针电极的针头是尖锐的，除针尖部分外，其他部分都是绝缘的，参考电极放置在远处，可以是表面电极。
   ⅱ. 同心圆针电极由作为参考电极的针管和中心绝缘芯组成。采样区域由针的斜角控制。一个针电极记录尖端周围半径 1mm 范围内约 2~20 根肌纤维的动作电位。
   ⅲ. 钩状电极是细金属线，除了尖端的倒钩外，其他地方是完全绝缘的。它们插在针内，当针被撤回时，电线末端的钩子像倒钩一样固定在肌肉内。钩状电极一旦被放置就不能改变位置，但却很容易被移除。电线形成双极电极。患者耐受性良好，可长期放置。
   ⅳ. 表面电极是附在皮肤表面的非侵入性的、大的电极，不适合对小肌肉（例如喉内肌）进行检查。
   ⅴ. 喉肌电图检查时，先用酒精消毒皮肤，然后将针插入皮肤。电极可以放置在喉部任何肌肉中，也可以经口放置（通过口腔）。
  B. 仪器
   ⅰ. 差分放大器，必须具备达到 100 000∶1 的共模抑制比和至少 100 000Ω 的高输入电阻。
   ⅱ. 频带带宽通常设置在 10~10 000Hz。
   ⅲ. 机器良好的接地，可降低电损伤的风险和 60Hz 干扰。
   ⅳ. 肌电图信号显示在阴极射线示波器上，声音信号通过扬声器播放。信号可以永久存储在磁带、计算机硬盘或纸张上。
  C. 解释
   ⅰ. 定性分析常用。
   ⅱ. 定量评估具有可能性。
4. 电极针位置
  A. 甲杓肌：在距离环甲膜中线旁开约 0.5cm 的位置插入针，并向上倾斜 30°~45° 的方向进针，进针深度约 1cm。

    B. 环杓侧肌：插入方法类似于甲杓肌，但进针角度更向后外侧且稍低。

    C. 环杓后肌：可以旋转喉部将针电极经甲状软骨板后方插入环杓后肌，或将针电极穿过气道和环状软骨后板插入。环杓后肌在喉部相对较低的位置。

    D. 环甲肌：位于甲状软骨外部的皮肤深面，在环状软骨和甲状软骨下缘之间侧向走形。

5. 肌电图检查

    A. 插入电位：针电极插入时导致电活动的爆发，一般持续不超过几百毫秒。

    B. 自发电位：静息时，不应该记录到电活动，除了在电极接近神经肌接头处时，可能会记录到终板电位和终板噪音。

    C. 肌肉小力收缩：在肌肉小力收缩的情况下，可以记录到 1~2 个运动单位电位，发放频率为每秒 2~5 次。喉肌运动单位电位的平均时限为 5~6 毫秒，波幅为 200~500μV。

    D. 肌肉大力收缩：随着收缩强度的增加，运动单位电位的发放频率增加，新的、更大的运动单位被募集直到充满整个显示屏，且运动单位电位彼此之间不能区分，这被称为完全干扰相模式。

6. 常见的异常喉肌电图检查结果

    A. 插入电位增加，持续超过几百毫秒的插入电活动的爆发，表明肌膜不稳定，与肌病和神经病变有关。插入电位减少，表明损失的肌纤维被纤维化组织或类脂样变性所代替，这通常与末期肌病和一些神经病变过程相关，也可出现在肌肉创伤和出血后的纤维化。

    B. 异常自发电位

       ⅰ. 纤颤电位是自发的、单纤维肌肉动作电位，波幅为几百微伏且时限小于 2ms，以 1~50Hz 的频率规律放电，具有典型的起始为正向波的双相或三相波形，通常在失神经支配时出现，也可出现在肌病的过程中。

       正锐波是受损肌纤维的单纤维收缩。在时限小于 2 毫秒、波幅几百微伏的正向波后紧接时限 10~30 毫秒的负向波，发放频率为 1~50Hz。纤颤电位和正锐波通常一起出现，发生在失神经支配后约 2~3 周。神经损伤后，纤颤电位和正锐波的出现表明失神经支配和轴突损失。纤颤电位和正锐波在扬声器中产生非常有特征性的噪音。

      ⅱ. 复杂重复性放电指一组肌纤维通过神经元突触间的连续激活，几乎同步重复放电。通常情况下，它们突发突止，具有奇怪的波形，发放频率为 5~100Hz，波幅为 1~100mV。复杂重复性放电与神经性疾病和肌病有关，但通常提示是慢性的。

ⅲ. 肌强直电位是以 20~150 Hz 的频率、20μV~1mV 的波幅重复放电，波形为纤颤电位或正锐波。因为电位的波幅和频率会减弱，从而在肌电图扬声器中产生特征性的"俯冲式轰炸"的声音。当针电极插入后，肌强直电位随着针电极触碰肌肉或肌肉的自主收缩而自发地出现。肌强直电位的出现表明肌膜不稳定，临床上最常见于肌强直症如肌强直性营养不良。很少在没有肌强直的慢性神经源性疾病和肌病中出现。

C. 肌肉小力收缩过程中出现的异常（用于评估运动单位电位的波形）

ⅰ. 在神经病变过程中，运动单位电位的时限延长、相位数增加（超过 4 个）。在神经再支配的早期，波幅减小，而当神经再支配完成时，波幅增加。

ⅱ. 在肌病过程中，运动单位电位的时限可能缩短、相位数增加、波幅减小。

D. 肌肉大力收缩过程中出现的异常（用于评估干扰模式和募集）

ⅰ. 在神经病变过程中，募集减少，仅见少量的运动单位以高频率被激活，干扰模式减少。

ⅱ. 在肌病的过程中，肌肉收缩减弱，早期出现低波幅全干扰相模式，即早期募集现象。

E. 重复电刺激实验

重复电刺激实验是用电击的方式刺激神经，并通过肌电图记录神经肌肉反应。在一般情况下，神经肌肉的收缩反应仍然很强，但如果电刺激后反应逐渐降低（募集反应减少），则应考虑神经肌接头异常等情况（如重症肌无力）。

F. Enlon 实验

静脉注射 Enlon 与喉肌电图联合应用。当喉肌电图异常，尤其是募集反应减少或波动，可考虑进行 Enlon 实验。如果静注 Enlon 后喉部肌电图显著改善或恢复正常，则应怀疑神经肌接头障碍（重症肌无力）。

7. 特定疾病分类中的喉肌电图异常

A. 下运动神经元疾病。

ⅰ. 插入电位增加。

ⅱ. 正锐波和纤颤电位。

ⅲ. 复杂重复性放电和少量肌强直性放电。

ⅳ. 随着波形相位数的增加，运动单位电位时限延长，波幅增加或减小。

ⅴ. 随着募集的减少和剩余运动单位的快速发放，出现不完全的干扰模式。

ⅵ. 喉肌电图检查常用于评估肌萎缩侧索硬化、脊髓灰质炎和脊髓灰质炎后综合征等下运动神经元疾病患者的声嘶和吞咽困难。

ⅶ. 通过评估声带麻痹失神经支配的程度，预判嗓音治疗的结果以及神经肌肉恢复的可能性和速度。

ⅷ. 在甲状腺手术中进行喉肌电图实时监测，以防止损伤下运动神经元。

B. 基底神经节病变。

ⅰ. 插入电位正常。

ⅱ. 没有异常自发电位。静息时存在过多的运动单位电位，表明肌肉未完全放松。

ⅲ. 运动肌和拮抗肌之间的不协调或不适当的激活。

ⅳ. 语音震颤患者中，运动单位电位的节律性和周期性放电。

ⅴ. 在喉肌张力障碍疾病中，肌肉活动出现间歇性的突然增加，与短暂的语音中断在时间上相一致。

C. 肌肉疾病

ⅰ. 插入电位可以增加或减少。

ⅱ. 在某些情况下，如肌炎和其他肌营养不良患者中，可出现正锐波和纤颤电位。

ⅲ. 可能出现复杂重复性放电和肌强直电位。

ⅳ. 运动单位电位时限缩短，相数增加，波幅减小。

ⅴ. 早期出现低波幅全干扰相模式，即早期募集现象。

D. 神经肌肉接头障碍

ⅰ. 插入电位正常。

ⅱ. 没有自发电位。

ⅲ. 肌肉小力收缩时，其波幅和时限出现波动。

ⅳ. 募集和干扰模式正常。

ⅴ. 重复电刺激实验异常。

E. 上运动神经元疾病

ⅰ. 插入电位正常。

ⅱ. 没有自发电位。

ⅲ. 没有多相运动单位电位，波幅和时限正常。

ⅳ. 募集和干扰模式减少。

Ⅴ. 运动单位的发放频率缓慢。

8. 总结

A. 喉肌电图可以为任何疑似声带运动异常的患者提供有价值的诊断信息。

B. 喉肌电图可以为声带麻痹患者提供预后信息。

C. 喉肌电图可能有助于指导嗓音治疗。

D. 喉肌电图可能有助于确定声带运动异常和声门闭合异常患者的手术类型和时间。

E. 当需要使用肉毒杆菌毒素治疗喉部疾病时，喉肌电图可以帮助引导肉毒杆菌毒素的注射。

# 附录 2

# 喉肌电图应用参数的循证综述

Robert T. Sataloff, Steven Mandel, Eric A. Mann,
and Christy L. Ludlow

*Philadelphia, Pennsylvania and Bethesda, Maryland*

**概要**：本文是一篇关于喉肌电图（EMG）应用的循证综述。喉肌电图应用于喉部运动障碍性疾病（包括喉肌张力障碍、声带麻痹和其他喉部神经肌肉疾病）的诊断、预后和治疗。作者系统性回顾了从 1944 年至 2001 年关于喉肌电图在喉部疾病临床应用的医学文献，在 584 篇文章中有 33 篇文献符合预定义的纳入标准。一项关于肉毒杆菌毒素对比生理盐水注射甲杓肌治疗内收型痉挛性发声障碍的双盲实验显示，喉肌电图引导下注射更具价值。一项分别于喉肌电图和内镜引导下环杓后肌注射肉毒杆菌毒素治疗外展型痉挛性发声障碍的交叉对比研究显示，两种方法在疗效上无显著性差异。基于循证医学证据，研究发现喉肌电图引导下甲杓肌注射肉毒杆菌毒素治疗内收型痉挛性发声障碍可能具有良好的治疗效果。虽然已有文献表明喉肌电图的其他临床应用价值，但目前尚无足够证据支持或者反驳喉肌电图对其他疾病的研究具有意义。当前，我们迫切需要喉肌电图应用于其他领域的循证医学证据。

**关键词**：肉毒杆菌毒素；肌电图；喉肌张力障碍；喉部运动障碍

# 介　绍

## 任务声明

目前，喉肌电图已广泛应用于临床工作，但其对喉部运动障碍性疾病的诊断、治疗及预后的价值并无完整的系统评述。基于此，美国电生理诊断医学协会（American Association of Electrodiagnostic Medicine，AAEM）成立喉肌电图专项工作组，研发具有临床价值的喉肌电图参数。

## 背景和论据

### 喉肌电图的发展

喉肌电图由 Weddel 等于 1944 年首先提出[1]，在 20 世纪 50 年代在 Faaborg-Andersen、Buchtal 等的推动下飞速发展[2-4]。20 世纪 60 到 70 年代，多项研究进一步表明 EMG 在喉科学中具有潜在重要性[5-29]。

很多研究证实了喉肌在言语和发声中的作用[9, 16]，或者明确了喉肌的生理作用机制，这些研究大多数采用双极钩状丝电极，但未阐述 LEMG 的临床价值。直到 20 世纪 80 年代末到 90 年代，喉肌电图开始应用于嗓音疾病的评估和治疗[30-36]。喉肌电图操作可由熟练掌握电生理知识的神经科医师、康复理疗师或喉科医师来完成。喉肌电图检查主要采用针电极记录喉肌的自发电活动。

### 目前喉肌电图的临床应用和面临的问题

目前喉肌电图已广泛用于嗓音疾病的诊断、治疗和预后判定。然而，只有极少数医务人员接受过喉肌电图专业培训，具有喉肌电图临床操作经验及对喉部解剖、生理和病理有全面的理解。因此，AAEM 喉肌电图工作组针对喉肌电图的应用，提出 7 个常见临床应用问题，具体如下：

- 喉肌电图能否准确进行声带麻痹和环杓关节机械性固定的鉴别诊断？
- 喉肌电图能否准确评估声带麻痹患者预后及恢复情况？
- 喉肌电图能否准确诊断喉部神经肌肉接头病变？
- 喉肌电图能否将诈病或心因性发声障碍，从正常人以及影响喉肌运动的神经源性功能障碍中鉴别出来？
- 喉肌电图能否鉴别喉肌张力障碍性疾病的肌肉异常活动？
- 喉肌电图能否准确诊断全身神经或肌肉病变累及喉部的情况？
- 喉肌电图引导下治疗喉肌张力障碍性疾病是否具有技术优势？

# 过　程

## 设立专家组

选定专家并成立工作组，针对以上 7 个临床问题，进行以循证医学为基础的文献回顾。

## 文献回顾过程

### 词条搜索

该工作组搜索了从 1966 年到 2001 年 1 月国家医学图书馆的 MEDLINE 数据库，回顾了所有关于喉肌电图用于嗓音疾病诊断、治疗和预后的文献。正如附录 4 中由美国神经病学 – 治疗和技术评估学会（American Academy of Neurology—Therapeutics and Technology Assessment，AANTTA）文件所推荐的[37]，我们将"喉部"和"肌电图"进行组合在 MEDLINE 中检索，检索主题词如下：所有"喉或喉部的"和所有"肌电图或 EMG"，然后又增加了搜索词"肉毒杆菌毒素"。

### 数据库

检索出来的文章按照以上提出的临床应用问题进行排序，然后使用专业术语"诊断"或"敏感性"或"特异性"或"预后"，按照二级主题词进一步对检索出的文章进行分级，即分为Ⅰ、Ⅱ、Ⅲ和Ⅳ级。

### 文章的纳入 / 排除标准和选择过程

依据 1999 年 AAN 提出的常用参数标准，对本次循证医学纳入的所有文献进行分级[37]。表 1 列出了文章证据强度的分级标准。在大多数病例中，以带有频闪功能的纤维鼻咽喉镜检查作为喉部疾病的诊断参考标准。

### 引用 / 排除的摘要和文章数量

最初，使用检索词获取 584 项研究。然而，只有少数的研究探讨喉肌电图对疾病诊断、治疗或预后的应用。目前为止，有 33 篇文章符合表 1 中的纳入标准。无涉及喉肌电图的文献是属于Ⅰ级或Ⅱ级文献。有两篇Ⅲ级文献是关于喉肌电图用于治疗喉肌张力障碍性疾病。其余均为Ⅳ级文献，这些文章的入选源于以下因素：①足够的信息，让读者能够重复研究；②使用标准的临床研究方法和肌电图技术；③明确的临床诊断方法；④ 20 例或更多的病例数[3, 6, 22, 38-47]，部分文献病例数少，但属于使用喉肌电图评估特殊的临床疾病。统一的参考标准是临床诊断，主要包括喉镜检查。工作组专家成员使用了 AAN–TTA 文件中定义的证据要素和证据分级方法[37]。

## 建立证据表

针对已提出的喉肌电图的 7 个临床应用问题，依据每项研究的实验设计将证据结果进行分级，具体详见表 2～表 8。
这些表格将作为推荐喉肌电图临床应用的依据。

表 1　文章强度分级标准

| 类型 | 研究分级 | 盲法评估 | 队列大小 | 实验设计 | 对照组 | 诊断或结果评估 | 系统应用 | 评估方法 | 敏感度 | 特异性 |
|---|---|---|---|---|---|---|---|---|---|---|
| 诊断 | I | 是 | 宽 | 前瞻性 | 有 | 参考标准 | 是 | 系统实验 | 是 | 是 |
| 诊断 | II | 是 | 窄 | 前瞻性 | 有 | 参考标准 | 是 | 系统实验 | 是 | 是 |
| 诊断 | II | 是 | 宽 | 回顾性 | 有 | 参考标准 | 是 | 系统实验 | 是 | 是 |
| 诊断 | III | 是 | 窄 | 回顾性 | 有 | 已制定的 | 是 | 系统实验 | 否 | 否 |
| 诊断 | IV | 否 | 窄 | 回顾性 | 无 | 无 | 否 | 专家意见 | 否 | 否 |

| 类型 | 研究分级 | 盲法评估 | 队列大小 | 实验设计 | 课题 | 疾病定义 | 结果的预测能力 | 结果判定 | 敏感度 | 特异性 |
|---|---|---|---|---|---|---|---|---|---|---|
| 预后 | I | 是 | 宽 | 前瞻性 | 频谱风险 | 参考标准 | 有 | 盲法管理 | 是 | 是 |
| 预后 | II | 是 | 窄 | 前瞻性 | 窄普风险 | 参考标准 | 有 | 盲法管理 | 是 | 是 |
| 预后 | II | 是 | 宽 | 回顾性 | 频谱风险 | 参考标准 | 有 | 盲法管理 | 是 | 是 |
| 预后 | III | 是 | 窄 | 回顾性 | 窄普风险 | 参考标准 | 有 | 盲法管理 | 否 | 否 |
| 预后 | IV | 否 | 窄 | 回顾性 | 频谱风险 | 参考标准 | 有 | 非盲法管理 | 否 | 否 |

| 类型 | 分级 | 盲法评估 | 分组 | 实验设计 | 组间等效 | 分组 | 排除/纳入标准 | 疗效的评估方法 | 失访 | 交叉实验 |
|---|---|---|---|---|---|---|---|---|---|---|
| 治疗 | I | 是 | 实验组和对照组 | 前瞻性 | 在基线上 | 随机 | 是 | 盲法 | 是 | 是 |
| 治疗 | II | 是 | 实验组和对照组 | 前瞻性 | 相匹配 | 无 | 是 | 盲法 | 是 | 是 |
| 治疗 | II | 是 | 实验组和对照组 | 前瞻性 | 实验和对照 | 随机 | 是 | 盲法 | 否 | 否 |
| 治疗 | III | 否 | 前后对照 | 前瞻性 | 病人自身对照 | 非随机 | 是 | 与治疗无关 | 否 | 否 |
| 治疗 | IV | 否 | 无 | 回顾性 | 无 | 无 | 否 | 专家意见 | 否 | 否 |

表 2 声带麻痹组与声带机械性固定组或正常组的对比

| 主要作者，年份（参考文献） | 研究分级 | 盲法评估 | 队列大小 | 对照组 | 诊断标准或结果判定 | 应用方法 | 评估方法 | 敏感度 | 特异性 |
| --- | --- | --- | --- | --- | --- | --- | --- | --- | --- |
| Satoh, 1978 (51) | IV | 否 | 选择 6 例肌电图辅助诊断的声带麻痹患者 | 5 名正常对照，6 名声带麻痹患者 | 无 | 刺激迷走神经，喉上神经和喉返神经 | 诱发肌肉反应 | N/A | N/A |
| Faaborg-Andersen, 1957 (3) | IV | 否 | 23 例声带麻痹患者 | 32 名正常对照；健侧和患侧之间的对照 | 无 | 同心圆针电极肌电图 | MUP 时限，振幅 | N/A | N/A |
| Haglu, 1972 (52) | IV | 否 | 10 例声带麻痹患者 | 前期研究中的正常对照数据 | 无 | 同心圆针电极肌电图 | MUP 时限，振幅，干扰相 | 所有肌电图记录都显示失神经支配的证据 | N/A |
| Dedo, 1970 (6) | IV | 否 | 49 例声带麻痹患者 | 健侧和患侧之间的对照；正常对照组 | 无 | 双极同心圆针电极 | 无 MUP 或纤颤电位 | 所有肌电图记录都显示失神经支配的证据 | N/A |

续表

| 主要作者，年份（参考文献） | 研究分级 | 盲法评估 | 队列大小 | 对照组 | 诊断标准或结果判定 | 应用方法 | 评估方法 | 敏感度 | 特异性 |
|---|---|---|---|---|---|---|---|---|---|
| Rontal, 1993 (53) | Ⅳ | 否 | 声带固定 2 例 | 病例报告 | 无 | 双极同心圆针电极 | 未测量 | N/A | N/A |
| Miller, 1984 (54) | Ⅳ | 否 | 声带固定 3 例 | 病例报告 | 无 | 同心圆针电极 | 存在 MUP 和纤颤电位 | N/A | N/A |
| Lindestad, 1994 (55) | Ⅳ | 否 | 10 例声带麻痹患者 | 6 名正常对照 | 无 | 常规肌电图与定量肌电图的比较 | 常规肌电图干扰相和定量肌电图的不同振幅的临床判断 | 常规肌电图 66% 定量肌电图 33% | 常规 25% 定量 50% |
| Yin, 2000 (38) | Ⅴ | 否 | 34 例声带固定患者 | 11 名正常对照 | 无 | 单极同心圆针 | 不明确，无定量数据波形形态、自发的 MUP | N/A N/A | N/A N/A |

续表

| 主要作者，年份（参考文献） | 研究分级 | 盲法评估 | 队列大小 | 对照组 | 诊断标准或结果判定 | 应用方法 | 评估方法 | 敏感度 | 特异性 |
|---|---|---|---|---|---|---|---|---|---|
| Dray, 1999 (56) | IV | 否 | 4 例双侧声带麻痹患者 | 无 | 无 | 单极 | 不明确，无定量数据 | N/A | N/A |
| Yin, 1997 (57) | IV | 否 | 6 例喉部麻痹或环杓关节异常 | 无 | 无 | 未说明 | 波形形态，募集定相，无定量数据 | N/A | N/A |
| Hiroto, 1968 (22) | IV | 否 | 21 例单侧声带麻痹患者 | 无 | 无 | 同心圆针 | 波形形态，干扰相，联带运动 | 90% 显示喉肌电图的异常 | N/A |
| Blair, 1977 (58) | IV | 否 | 19 例喉返神经和（或）喉上神经麻痹患者，其中 6 例为双侧麻痹 | 无 | 无 | 双极针 | 波形，募集电位 | 11/19（58%）显示失神经支配 | N/A |

续表

| 主要作者，年份（参考文献） | 研究分级 | 盲法评估 | 队列大小 | 对照组 | 诊断标准或结果判定 | 应用方法 | 评估方法 | 敏感度 | 特异性 |
|---|---|---|---|---|---|---|---|---|---|
| Koufman, 2001 (40) | IV | 否 | 415例喉肌电图检查疑似神经肌肉障碍患者 | 无 | 无 | 单极 | 募集电位，波形，自发活动，联带运动 | 鉴别出49例声带固定患者（12%） | 未评估 |
| Haglund, 1973 (59) | IV | 否 | 9例特发性声带麻痹患者 | 无 | 无 | 未说明 | MUP幅度，时相和干扰相 | N/A | N/A |
| Hirano, 1987 (41) | IV | 否 | 110例单侧声带麻痹患者 | 无 | 无 | 双极针 | 波形，干扰相 | 35%表现无反应或无纤颤电位 | 12%显示无异常 |

表 3　声带麻痹组的预后与正常组对比

| 主要作者，年份（参考文献） | 研究分级 | 盲法评估 | 队列大小 | 对照组 | 结果判定 | 电极的使用和技巧 | 评估方法 | 敏感度 | 特异性 |
|---|---|---|---|---|---|---|---|---|---|
| Sittel，2001（42） | IV | 非盲法进行喉肌电图的结果评估 | 98 例声带麻痹患者 | 预后研究 | 6 个月时声带的活动度 | 双极同心圆针 | 检查者将患者分类为神经失用或轴索断裂 | 12.8% 完全康复的预测 | 94.4% 康复不良的预测 |
| Min，1994（60） | IV | 运动恢复，非盲法 | 14 例单侧声带麻痹 | 回顾性分析 | 6 个月后声带运动情况 | 双极钩状电极 | 时限，振幅，波形，采用均方根值方法 | 89% 的预后预测 | |
| Parnes，1985（43） | IV | 否 | 24 例声带麻痹患者 | 回顾性 | 随访 1 年时判断声带运动情况 | 双极同心圆针 | MUP 缺失或减少，出现纤颤电位或正锐波 | 100% | 78.6% |
| Garltan，1993（61） | IV | 否 | 4 例单侧声带麻痹患者 | 病例报告 | 临床随访（时间未确定） | 双极钩状电极 | 存在正锐波、MUP | N/A | N/A |

续表

| 主要作者，年份（参考文献） | 研究分级 | 盲法评估 | 队列大小 | 对照组 | 结果判定 | 电极的使用和技巧 | 评估方法 | 敏感度 | 特异性 |
|---|---|---|---|---|---|---|---|---|---|
| Gupta，1993（62） | IV | 否 | 18 例单侧声带麻痹患者 | 回顾性 | 临床随访（时间未确定） | "Per Hiroto"的方法 | 存在 MUP，纤颤电位 | 70%康复的预测 | 75%康复不良的预测 |
| Elez，1998（44） | IV | 否 | 20 例单侧声带麻痹患者 | 回顾性 | 临床随访（时间未确定） | "Per Hiroto"的方法 | "去神经化"和干扰相 | 55% | 100% |
| Hirano，1987（41） | IV | 否 | 45 例完全单侧声带麻痹患者 | 回顾性 | 临床随访（时间未确定） | 双极针 | 波形形态，干扰相模式 | 12/19（63%）有自发 MUP 的恢复 | 2/10（20%）无自发 MUP 的恢复 |

表 4　神经肌肉接头病变的诊断

| 主要作者，年份（参考文献） | 研究分级 | 盲法评估 | 队列大小 | 对照组 | 诊断标准 | 系统应用方法 | 评估方法 | 敏感度 | 特异性 |
| --- | --- | --- | --- | --- | --- | --- | --- | --- | --- |
| Schweizer, 1999 (63) | IV | 否 | 2例肌萎缩侧索硬化症患者，1例SD患者肉毒素注射后 | 10例正常对照 | 无 | 有 | 肌纤维密度，扰动表示连续肌纤维电位的变异性 | 肌纤维密度66% | 未评估 |
| Yin, 2000 (38) | IV | 否 | 8例神经肌肉病变患者 | 11例正常对照 | 无 | 同心圆针电极 | 未说明 | N/A | N/A |

表 5　对诈病或心因性发声障碍的诊断

| 主要作者，年份 | 研究分级 | 盲法评估 | 队列大小 | 对照组 | 诊断参考标准 | 系统应用方法 | 评估方法 | 敏感度 | 特异性 |
| --- | --- | --- | --- | --- | --- | --- | --- | --- | --- |

无

表 6 喉肌张力障碍性疾病的诊断

| 主要作者, 年份 (参考文献) | 研究分级 | 盲法评估 | 队列大小 | 对照组 | 诊断参考标准 | 系统应用方法 | 评估方法 | 敏感度 | 特异性 |
|---|---|---|---|---|---|---|---|---|---|
| Hillel, 2001 (47) | IV | 否 | 58 名 SD 患者 | 10 例正常对照 | 临床评估, 频闪喉镜 | 单电极 | 喉肌活动电位的潜伏期、幅度, 放电频率在 SD 患者中增强 | N/A | N/A |
| Yin, 2000 (38) | IV | 否 | 24 例 SD 患者 | 11 例正常对照 | 无 | 同心圆针电极 | 未说明 | N/A | N/A |
| Nash, 1996 (64) | IV | 否 | 11 例 SD 患者 | 10 例正常对照 | 频闪喉镜和嗓音症状 | 钩状电极 | 发声停顿前后平均活动水平 (最大百分比) | N/A | N/A |
| Cyrus, 2001 (65) | IV | 否 | 12 例外展型 SD 患者 | 10 例正常对照 | 频闪喉镜和嗓音症状 | 钩状电极 | 发声停顿前后平均活动水平 (最大百分比) | N/A | N/A |

SD, 痉挛性发声障碍

表 7　累及喉部的全身性神经肌肉病变的诊断

| 主要作者，年份（参考文献） | 研究分级 | 盲法评估 | 队列大小 | 对照组 | 诊断参考标准 | 系统应用方法 | 评估方法 | 敏感度 | 特异性 |
|---|---|---|---|---|---|---|---|---|---|
| Dray，1999 (66) | IV | 否 | 1例腓骨肌萎缩症患者 | 病例报告 | 临床评估，手足肌电图 | 喉肌电图（未说明使用电极） | MUP波形，募集电位 | N/A | N/A |
| Mazzantini，1998 (67) | IV | 否 | 1例过敏性肉芽肿性血管炎患者 | 病例报告 | 临床评估，肢体肌电图，组织活检 | 喉肌电图 | MUP波形，募集电位 | N/A | N/A |

表 8　喉肌张力障碍性疾病的治疗方法

| 主要作者，年份（参考文献） | 研究分级 | 盲法评估 | 队列大小 | 对照组 | 排除和纳入标准 | 随机分组 | 疗效评估 | 失访 | 组间基线等价 |
|---|---|---|---|---|---|---|---|---|---|
| Truong，1991 (50) | II | 双盲 | 13例内收型SD患者 | 有 | 是 | 是 | 持续元音声谱图和录像的评估；患者自我评估 | 无剔除 | 否 |

续表

| 主要作者，年份（参考文献） | 研究分级 | 盲法评估 | 队列大小 | 对照组 | 排除和纳入标准 | 随机分组 | 疗效评估 | 失访 | 组间基线等价 |
|---|---|---|---|---|---|---|---|---|---|
| Ludlow，1998 (49) | Ⅲ | 治疗前后，采用盲法进行言语评估 | 16 例内收型 SD 患者 | 无 | 是 | 否 | 音调变化和发声停顿；发声非周期性；说句子时长 | 无剔除 | N/A |
| Blitzer，1998 (45) | Ⅳ | 否 | 747 例内收 / 外展型 SD 患者 | 无 | 是 | 否 | 主观评分量表 | 无 | N/A |
| Blitzer，1992 (46) | Ⅳ | 否 | 32 例外展型 SD 患者 | 无 | 是 | 否 | 主观评分量表；统一的 SD 评分量表 | 无 | N/A |
| Bielamowicz，2001 (48) | Ⅲ | 治疗前后，采用盲法进行言语评估 | 15 例外展型 SD 患者 | 内镜与经皮入路方法比较 | 是 | 交叉法 | 气息中断计数；患者自我评估 | 无 | N/A |

## 文件内部和外部审查

依据由 AAN-TTA 所设立的推荐标准，以下内容用于制定推荐评级：

**推荐 A**：在特定人群中某一特定条件下，建立有应用价值或前瞻意义的技术需要进行 I 级研究，并且至少需要一个有可信度的 I 级研究或至少两个可信度一致的 II 级研究。

**推荐 B**：在特定人群中某一特定条件下，对一项有应用价值或前瞻意义的技术分级需要进行 II 级研究，并且至少需要一项有可信度的 II 级研究或至少三个可信度一致的 III 级研究。

**推荐 C**：确定某种技术对于特定人群中某一特定条件下具有应用价值或前瞻意义时需进行 III 级研究，并且至少需要两项可信度一致的 III 级研究。

**推荐 U**：当证据不足并且技术未经验证时，无法预测其可行性。

# 证 据 分 析

两项研究提供的 III 级循证医学证据表明，喉肌电图可用于治疗外展或内收型痉挛性发声障碍[48, 49]。Bielamowicz 等[48]对喉肌电图和内镜引导下肉毒素注射环杓后肌治疗外展型痉挛性发声障碍进行了一项随机交叉对照研究。盲法实验显示两种方法都未能改善气息中断，而且在外展型痉挛性发声障碍治疗方面也无差异。Ludlow 等[49]研究喉肌电图下肉毒杆菌毒素注射甲杓肌治疗内收型痉挛性发声障碍，采用盲法实验比较治疗前后的嗓音变化，结果显示治疗后嗓音质量得到明显改善。Truong 等[50]对肉毒杆菌毒素注射治疗内收型痉挛性发声障碍的患者进行了一项双盲、随机、安慰剂对照研究，尽管本研究对肉毒杆菌毒素治疗的有效性仅提供了 II 级证据，但对喉肌电图引导下的注射方法明显优于其他方法提供了 IV 级证据。喉肌电图引导下治疗痉挛性发声障碍的有效性也得到另外两项 IV 级证据的支持[44, 45]。因此，该循证医学综述证实了喉肌电图用于治疗痉挛性发声障碍的有效性。

目前认为喉肌电图引导下肉毒杆菌毒素注射优于直视下注射，主要有以下三个原因：第一，直视下操作需要在手术室镇静／麻醉后直达喉镜下进行或经口腔注射。许多患者由于咽反射敏感难以顺利完成经口注射。支气管镜下需使用可弯曲注射器，由于其管道较长会浪费较多的肉毒毒素，而且不容易精准控制注射剂量，所以一直存在不能标准化注射的问题；第二，在直视下，只有甲杓肌的位置能够清晰辨认，而环杓侧肌和环杓后肌的解剖位置难以辨认。尽管颈部触诊可以明确环甲肌的附着点，但是不能直视观察到环甲肌；第三，喉肌电图可以准确判断肌肉的位置（每个肌肉有不同的电生理反应），选择肌肉运动最活跃的部分进行肉毒素注射。同时对再次注射的患者，也可以评估残留的肉毒毒素对患者的影响。因此，喉肌电图引导下肉毒杆菌毒素注射是更为有效的方法。

Ⅳ级证据表明喉肌电图对疾病诊断和预后评估是有价值的。大量文献已证实喉肌电图可用于鉴别声带不全麻痹和机械性固定[3, 6, 22, 39-41, 48, 49, 51-56, 58, 59]。7篇文献显示喉肌电图对声带不全麻痹诊断的敏感性为33%~100%，特异性为12%~50%[6, 22, 41, 43, 52, 55, 58]。喉肌电图对声带不全麻痹预后进行评估，预测康复的敏感性为13%~100%，而预测恢复不良的特异性为20%~100%[38, 41-44, 60-63]。喉肌电图对喉肌张力障碍性疾病的诊断也具有临床价值[38, 47, 64, 65]。两个病例报告表明喉肌电图也有助于神经系统疾病的诊断[66, 67]。

## 基于循证医学证据的结论

基于以上研究，喉肌电图引导下肉毒杆菌毒素注射治疗内收型痉挛性发声障碍，其评价等级为C级推荐，即该项技术对特定人群中的某一特定疾病可能有诊断价值或可进行预后评估。

## 推　　荐

### 临床推荐

喉肌电图定位引导下A型肉毒杆菌毒素注射甲杓肌治疗内收型痉挛性发声障碍，与内镜引导下注射可能具有相同的疗效（C级推荐）。

### 喉肌电图应用于喉运动障碍性疾病临床研究的推荐

尽管喉肌电图对疑似运动障碍性疾病的临床应用仍缺乏循证医学证据，但大量研究已证实其有效性[1-36]，目前我们需要进行对照研究以明确其临床价值。循证医学证据不足的原因是缺乏高质量的研究。因此，我们需要足够的研究支持或者反驳喉肌电图对其他疾病的诊断价值。

目前这些研究存在结果偏倚和缺乏标准化方法的问题。只有少数的循证医学研究探讨喉肌电图的临床应用。盲法实验是科研设计的重要特征，必须纳入到未来的研究中。为确保诊断或预后评估无结果偏倚，临床研究人员需要在对患者诊断或治疗不知情的情况下，进行喉肌电图结果的分析。例如，患者和对照受试者的喉肌电图结果应随机抽取并且由不同地点的电生理科医生进行分析。随机重复插入某些单个的记录结果，可以用来评估组内研究人员和组间研究人员诊断的可靠性。对于治疗性研究，我们应尽可能采用双盲法（掩蔽患者或受试者和研究者），以尽量减少偏倚并可进行安慰剂的疗效评估。

为明确喉肌电图用于疾病诊断或预后的临床价值，我们必须以最佳的"参考标准"作为入选条件。如果研究中的参考标准受到质疑，必将影响结果的准确性。目前的参考标准以主观评估为主（如喉镜下声带麻痹的诊断），应尝试制定标准化的评估方法，也应考虑使用多维评估以提高准确性。

综上所述，我们建议进行更深入的循证医学研究以明确喉肌电图的临床应用价值，依据不同的临床目的选择更为理想的电极种类，并且量化喉肌电图信号以提高可靠性和有效性，希望喉肌电图检查能够更精准的对疾病进行诊断和预后评估。

# 方　法

我们阅读全文，使用 Microsoft Excel（Microsoft Corporation，Redmond，Washington）记录结果，对循证医学文献的表格进行人工审查。整个过程未使用任何自动化分析。

# 免责声明

这份报告是由 AAEM、美国耳鼻咽喉头颈外科学会和嗓音协会以教育服务的方式提供。本报告是基于当前的科学研究和临床资料所进行的评估。它并不包含临床问题的所有治疗方法和所有可选择执行的正确标准，同时也不排除任何合理的替代方案。这份声明并不是要解决关于喉肌电图的所有应用问题，也不能反映喉肌电图在其他未提及领域应用的有效性。AAEM 认为患者的具体治疗方案是患者和他（她）的医生基于实际病情而制定的策略。上述原则并不能代替医生的经验和判断。本声明所写内容不作为赔偿决议的依据。

# 2016 年更新

上文所谈到的临床应用参数在大多数情况下仍然是适用的。然而，2016年发布的一份共识声明对已发布的临床参数作出补充说明。Munin 等[68] 回顾了两个问题，研究喉肌电图是否能预测突发声带麻痹患者的康复情况，以及依据喉肌电图结果是否能够改变声带麻痹患者的临床诊疗方法。依据这一系统回顾得出结论：对于病程 4 周至 6 个月的声带麻痹患者，能够依据喉肌电图评估预后情况，并且该检查结果对于由于喉返神经损伤导致的声带运动障碍患者的治疗决策是有帮助的。

# 参 考 文 献

1. Weddel G, Feinstein B, Pattle RE. The electrical activity of voluntary muscle in man under normal and pathological conditions. *Brain*. 1944;67:178–257.

2. Faaborg-Andersen K, Buchtal F. Action potentials from internal laryngeal muscles during phonation. *Nature*. 1956;177:340–341.

3. Faaborg-Andersen K. Electromyographic investigation of intrinsic laryngeal muscles in humans. *Acta Physiol*. 1957;41:1–149.

4. Buchtal F. Electromyography of intrinsic laryngeal muscles. *J Exp Physiol*. 1959;44:137–148.

5. Dedo HH, Hall WN. Electrodes in laryngeal electromyography. Reliability comparison. *Ann Otol Rhinol Laryngol*. 1969;78:172–180.

6. Dedo HH. The paralyzed larynx: an electromyographical study in dogs and humans. *Laryngoscope*. 1970;80:1445–1517.

7. English ET, Blevins CE. Motor units of laryngeal muscles. *Arch Otolaryngol*. 1969;89:778–784.

8. Fex S. Judging the movements of vocal cords in larynx paralysis. *Acta Otolaryngol (Stockh)*. 1970;263:82–83.

9. Gay T, Hirose H, Strome M, Sawashima M. Electromyography of the intrinsic laryngeal muscles during phonation. *Ann Otolaryngol*. 1972;81:401–409.

10. Haglund S. *Electromyography in the diagnosis of laryngeal motor disorders*. Doctoral dissertation, Departments of Otolaryngology and Clinical Neurophysiology, Karolinska Institutet, Stockholm, Sweden, 1973.

11. Haglund S. The normal electromyogram in human cricothyroid muscle. *Acta Otolaryngol (Stockh)*. 1973;75:448–453.

12. Haglund S, Knutsson E, Martensson A. An electromyographic study of the vocal and cricothyroid muscles in functional dysphonia. *Acta Otolaryngol (Stockh)*. 1974,77.140–149.

13. Hast MH. Mechanical properties of the cricothyroid muscle. *Laryngoscope*. 1966;75:537–548.

14. Hast MH. Mechanical properties of the vocal fold muscles. *Practica Oto-Rhino-Laryngologica*. 1967;33:209–214.

15. Hast MH, Golbus S. Physiology of the lateral cricoarytenoid muscles. *Practica Oto-Rhino-Laryngologica*. 1971;33:209–214.

16. Hirano M, Ohala J. Use of hooked-wire electrodes for electromyography of the intrinsic laryngeal muscles. *J Speech Hear Res*. 1969;12: 361–373.

17. Hirano M, Ohala J, Vennard W. The function of laryngeal muscles in regulating fundamental frequency and intensity of phonation. *J Speech Hear Res*. 1969;12:616–628.

18. Hirano M, Vennard W, Ohala J. Regulation of register, pitch and intensity of voice. *Fola Phoniatr*. 1970;22:1–20.

19. Hirose H, Gay T, Strome M. Electrode insertion techniques for laryngeal electromyography. *J Acoust Soc Am*. 1971;50:1449–1450.

20. Hirose H. Clinical observations on 600 cases of recurrent laryngeal nerve palsy. *Annu Bull RILP*. 1977;11:165–173.

21. Hiroto I, Hirano M, Toyozumi Y, Shin T. A new method of placement of a needle electrode in the intrinsic laryngeal muscles for electromyography: insertion through the skin. *Pract Otol (Kyoto)*. 1962;55:499–504.

22. Hiroto I, Hirano M, Tomita H. Electromyographic investigation of human vocal cord paralysis. *Ann Otol Rhinol Laryngol*. 1968;77: 296–304.

23. Jonsson B, Reichmann S. Displacement and deformation of wire electrodes in electromyography. *Electromyography*. 1969;9:210–211.

24. Knutsson E, Martensson A, Martensson B. The normal electromyogram in human vocal fold muscles. *Acta Otolaryngol (Stockh)*. 1969;68:526–536.

25. Martensson A, Skoglund CR. Contraction properties of intrinsic laryngeal muscles. *Acta Phys Scand*. 1964;60:318–336.

26. Shipp T, Doherty T, Morrissey P. Predicting vocal frequency from selected physiologic measures. *J Acoust Soc Am*. 1979;66:678–684.

27. Sussman HM, McNeilage PG, Powers RK. Recruitment and discharge patterns of single motor units during speech production. *J Speech Hear Res*. 1977;20:613–630.

28. Yanagihara N, von Leden H. The cricothyroid muscle during phonation-electromyographic, aerodynamic and acoustic studies. *Ann Otol Rhinol Laryngol*. 1968;75:987–1006.

29. Arnold G. Physiology and pathology of the cricothyroid muscle. *Laryngoscope*. 1961;71:687–753.

30. Hirano M. The function of the intrinsic laryngeal muscles in singing. In: Stevens K, Hirano M, eds. *Vocal Fold Physiology*. Tokyo, Japan: University of Tokyo Press; 1981:155–167.

31. Hirano M. Electromyography of laryngeal muscles. In: Hirano M, ed. *Clinical Examination of Voice*. Wien: Springer-Verlag; 1981:11–24.

32. Hirano M. Examination of vocal fold vibration. In: Hirano M, ed. *Clinical Examination of the Voice*. New York, NY: Springer-Verlag; 1981:43–65.

33. Hirose H, Kobayashi T, Okamura M, et al. Recurrent laryngeal nerve palsy. *J Otolaryngol (Japan)*. 1967;70:1–17.

34. Khan A, Pearlman RC, Bianchi DA, Hauck KW. Experience with two types of electromyography monitoring electrodes during thyroid surgery. *Am J Otolaryngol*. 1997;18:99–102.

35. Lindestad PA. *Electromyographic and Laryngoscopic Studies of Normal and Disturbed Voice Function*. Stockholm, Sweden: Departments of Logopedics and Phoniatrics and Clinical Neurophysiology, Huddinge University Hospital; 1994:1–43 and Appendices I–VI.

36. Sataloff RT, Mandel S, Manon-Espaillat R, Heman-Ackah YD, Abaza M. *Laryngeal Electromyography*. Albany, NY: Delmar Thomson Learning; 2003:1–128.

37. Goodin DS, Edlund W. Process for developing technology assessments. American Academy of Neurology Therapeutics and Technology Assessment Subcommittee, *American Academy of Neurology*, September 1999, pp. 1–37.

38. Yin S, Qui W, Stucker F, et al. Critical evaluation of neurolaryngological disorders. *Ann Otol Rhinol Laryngol*. 2000;109:832–838.

39. Kokesh J, Flint PW, Robinson LR, Cummings CW. Correlation between stroboscopy and electromyography in laryngeal paralysis. *Ann Otol Rhinol Laryngol*. 1993;102:852–857.

40. Koufman JA, Postma GN, Whang CS, Rees CJ, Amin MR, Belafsky PC. Diagnostic laryngeal electromyography: the Wake Forest experience 1995–1999. *Otolaryngol Head Neck Surg*. 2001;124:603–606.

41. Hirano M, Nozoe I, Shin T, Maeyama T. Electromyography for laryngeal paralysis. In: Hirano M, Kirchner JA, Bless DM, eds. *Neurolaryngology: Recent Advances*. Boston, MA: College-Hill Press; 1987: 232–248.

42. Sittel C, Stennert E, Thumfart WF, Dapunt V, Eckel HE. Prognostic value of laryngeal electromyography in vocal fold paralysis. *Arch Otolaryngol Head Neck Surg*. 2001;127:155–160.

43. Parnes SM, Satya-Murti S. Predictive value of laryngeal electromyography in patients with vocal cord paralysis of neurogenic origin. *Laryngoscope*. 1985;95:1323–1326.

44. Elez F, Celik M. The value of laryngeal electromyography in vocal cord paralysis [Letter]. *Muscle Nerve*. 1998;21:552–553.

45. Blitzer A, Brin MF, Stewart CF. Botulinum toxin management of spasmodic dysphonia (laryngeal dystonia): a 12-year experience in more than 900 patients. *Laryngoscope*. 1998;108:1435–1441.

46. Blitzer A, Brin MF, Stweart C, Aviv JE, Fahn S. Abductor laryngeal dystonia: a series treated with botulinum toxin. *Laryngoscope.* 1992;102:163–167.

47. Hillel AD. The study of laryngeal muscle activity in normal human subjects and in patients with laryngeal dystonia using multiple fine-wire electromyography. *Laryngoscope.* 2001;111(4, pt 2)(suppl 97):1–47.

48. Bielamowicz S, Squire S, Bidus K, Ludlow C. Assessment of posterior cricoarytenoid botulinum toxin injections in patients with abductor spasmodic dysphonia. *Ann Otol Rhinol Laryngol.* 2001; 110:406–412.

49. Ludlow CL, Naunton RF, Sedory SE, Schulz GM, Hallett M. Effects of botulinum toxin injections on speech in adductor spasmodic dysphonia. *Neurology.* 1988;38:1220–1225.

50. Truong DD, Rontal M, Rolnick M, Aronson AE, Mistura K. Double-blind controlled study of botulinum toxin in adductor spasmodic dysphonia. *Laryngoscope.* 1991;101:630–634.

51. Satoh I. Evoked electromyographic test applied for recurrent laryngeal nerve paralysis. *Laryngoscope.* 1978;88:2022–2031.

52. Haglund S, Knutsson E, Martensson A. An electromyographic analysis of idiopathic vocal cord paresis. *Acta Otolaryngol.* 1972;74: 265–270.

53. Rontal E, Rontal M, Silverman B, Kileny PR. The clinical differentiation between vocal cord paralysis and vocal cord fixation using electromyography. *Laryngoscope.* 1993;103:133–137.

54. Miller RH, Rosenfield DB. The role of electromyography in clinical laryngology. *Otolaryngol Head Neck Surg.* 1984;92:287–291.

55. Lindestad PA, Persson A. Quantitative analysis of EMG interference pattern in patients with laryngeal paresis. *Acta Otolaryngol.* 1994; 114:91–97.

56. Dray TG, Robinson LR, Hillel AD. Idiopathic bilateral vocal fold weakness. *Laryngoscope.* 1999;109:995–1002.

57. Yin SS, Qiu WW, Stucker FJ. Major patterns of laryngeal electromyography and their clinical application. *Laryngoscope.* 1997;107: 126–136.

58. Blair RL, Berry H, Briant TD. Laryngeal electromyography—techniques, applications, and a review of personal experience. *J Otolaryngol.* 1977;6:496–504.

59. Haglund S, Knutsson E, Martensson A. Neurogenic lesions in the cricothyroid muscle in idiopathic vocal cord paresis. *Acta Otolaryngol.* 1973;76(1):63–69.

60. Min YB, Finnegan EMG, Hoffman HT, Luscheri ES, McCulloch TM. A preliminary study of the prognostic role of electromyography in laryngeal paralysis. *Otolaryngol Head Neck Surg.* 1994;111:770–775.

61. Gartlan MG, Hoffman HT. Crystalline preparation of botulinum toxin type A (Botox): degradation in potency with storage. *Otolaryngol Head Neck Surg.* 1993;108:135–140.
62. Gupta SR, Bastian RW. Use of laryngeal electromyography in prediction of recovery after vocal cord paralysis [Letter]. *Muscle Nerve.* 1993;16:977–978.
63. Schweizer V, Woodson GE, Bertorini TE. Single-fiber electromyography of the laryngeal muscles. *Muscle Nerve.* 1999;22:111–114.
64. Nash EA, Ludlow CL. Laryngeal muscle activity during speech breaks in adductor spasmodic dysphonia. *Laryngoscope.* 1996;106:484–489.
65. Cyrus CB, Bielamowicz S, Evans FJ, Ludlow CL. Adductor muscle activity abnormalities in abductor spasmodic dysphonia. *Otolaryngol Head Neck Surg.* 2001;124:23–30.
66. Dray TG, Robinson LR, Hillel AD. Laryngeal electromyographic findings in Charcot-Marie-Tooth disease type II. *Arch Neurol.* 1999;56:863–865.
67. Mazzantini M, Fattori B, Mattrucci F, Gaeta P, Ursino F. Neurolaryngeal involvement in Churg-Strauss syndrome. *Eur Arch Otorhinolaryngol.* 1998;255:302–306.
68. Munin MC, Heman-Akah YD, Rosen CA, et al. Consensus statement: using laryngeal electromyography for the diagnosis and treatment of vocal cord paralysis. *Muscle Nerve.* 2016;53(6):850–855.

# 附录 **3**

# 推 荐 阅 读

Abaza M, Sataloff RT, Hawkshaw MJ, Mandel S. Laryngeal manifesta-
tions of post poliomyelitis syndrome. *J Voice.* 2001;14(3):291–294.

Adamczewski Z, Chwalkiewicz M, Lewinski A, Brzezinski J, Dedecjus M.
Continuous intraoperative neuromonitoring (CIONM) of the recur-
rent laryngeal nerve is sufficient as the only neuromonitoring tech-
nique in thyroidectomy performed because of benign goitre. *Ann
Agric Environ Med.* 2015;22(3):495–498.

Adams SG, Hunt EJ, Charles DA, Lang AE. Unilateral versus bilateral
botulinum toxin injections in spasmodic dysphonia: acoustic and
perceptual results. *J Otolaryngol.* 1993;22(3):171–175.

Ahmed M, Aurangzeb, Abbas S, et al. Should we routinely expose recur-
rent laryngeal nerve(s) during thyroid surgery? *J Coll Physicians Surg
Pak.* 2013;23(3):186–189.

Alesina PF, Rolfs T, Hommeltenberg S, et al. Intraoperative neuromoni-
toring does not reduce the incidence of recurrent laryngeal nerve
palsy in thyroid reoperations: results of a retrospective comparative
analysis. *World J Surg.* 2012;36(6):1348–1353.

Allen CD, Bernstein B, Chait DH. EMG biofeedback treatment of
pediatric hyperfunctional dysphonia. *J Behav Ther Exp Psychiatry.*
1991;22(2):97–101.

Aminoff MJ. Properties and functional organization of motor units. In: Aminoff MJ. *Electromyography in Clinical Practice*. 3rd ed. New York, NY: Churchill Livingston; 1998:33.

Aminoff MJ. Clinical electromyography. In: Aminoff MJ, ed. *Electrodiagnosis in Clinical Neurology*. 4th ed. Philadelphia, PA: Churchill Livingston; 1999:223–252.

Andreassen S. Methods for computer-aided measurement of motor unit parameters. *Electroencephalogr Clin Neurophysiol Suppl*. 1987;39: 13–20.

Andrews S, Warner J, Stewart R. EMG biofeedback and relaxation in the treatment of hyperfunctional dysphonia. *Br J Disord Commun*. 1986;21(3):353–369.

Angelos P. Ethical and medicolegal issues in neuromonitoring during thyroid and parathyroid surgery: a review of the recent literature. *Curr Opin Oncol*. 2012;24(1):16–21.

Arnold G. Physiology and pathology of the cricothyroid muscle. *Laryngoscope*. 1961;71:687–753.

Arold R, Limberg C. Electromyography of the larynx. *HNO*. 1983;31(10): 353–358.

Arunodava FR, Shenoy AM, Premalata S. Electromyography in near-total laryngectomy. *Arch Otolaryngol Head Neck Surg*. 1998;124(8):857–860.

Atkinson SI, Rees J. Botulinum toxin for endopharyngeal dysphagia: case reports of CT-guided injection. *J Otolaryngol*. 1997;26(4):273–276.

Bae DS, Kim SJ. Intraoperative neuromonitoring of the recurrent laryngeal nerve in robotic thyroid surgery. *Surg Laparosc Endosc Percutan Tech*. 2015;25(1):23–26.

Barczynski M, Konturek A, Pragacz K, Papier A, Stopa M, Nowak W. Intraoperative nerve monitoring can reduce prevalence of recurrent laryngeal nerve injury in thyroid reoperations: results of a retrospective cohort study. *World J Surg*. 2014;38(3):599–606.

Barczynski M, Konturek A, Stopa M, Hubalewska-dydejczyk A, Richter P, Nowak W. Clinical value of intraoperative neuromonitoring of the recurrent laryngeal nerves in improving outcomes of surgery for well-differentiated thyroid cancer. *Pol Przegl Chir*. 2011;83(4):196–203.

Barczynski M, Randolph GW, Cernea CR, et al. External branch of the superior laryngeal nerve monitoring during thyroid and parathyroid surgery: International Neural Monitoring Study Group standards guideline statement. *Laryngoscope*. 2013;123(suppl 4):S1–S14.

Baron EM, Soliman AM, Gaughan JP, Simpson L, Young WF. Dysphagia, hoarseness, and unilateral true vocal fold motion impairment following anterior cervical diskectomy and fusion. *Ann Otol Rhinol Laryngol*. 2003;112(11):921–926.

Basmajian JV, Stecko G. A new bipolar electrode for electromyography. *J Appl Physiol.* 1962;17:849.

Beck DL, Maves MD. Recurrent laryngeal nerve monitoring during thyroid surgery. In: Kartush JM, Bouchard KR, eds. *Neuromonitoring in Otology and Head and Neck Surgery.* New York, NY: Raven Press; 1992:151–155.

Bennett JD, Chowdhury CR. Primary amyloidosis of the larynx. *J Laryngol Otol.* 1994;108:339–340.

Benninger MS, Gillen JB, Altman JS. Changing etiology of vocal fold immobility. *Laryngoscope.* 1998;108(9):1346–1350.

Berg AM, Troxler RF, Grillone G, et al. Localized amyloidosis of the larynx: evidence for light chain composition. *Ann Otol Rhinol Laryngol.* 1993;102:884–889.

Bergmans J. Computer assisted on line measurement of motor unit parameters in human electromyography. *Electromyography.* 1971;11: 161–181.

Berkowitz RG. Laryngeal electromyography findings in idiopathic congenital bilateral vocal cord paralysis. *Ann Otol Rhinol Laryngol.* 1996;105(3):207–212.

Bertorini TE, Stalberg E, Yuson CP, et al. Single fiber electromyography in neuromuscular disorders: correlation of muscle histochemistry, single-fiber electromyography, and clinical findings. *Muscle Nerve.* 1994;17:345–353.

Birkholz T, Irouschek A, Saalfrank-schardt C, Klein P, Schmidt J. Laryngeal morbidity after intubation with or without neuromuscular block in thyroid surgery using recurrent laryngeal nerve monitoring. *Auris Nasus Larynx.* 2012;39(3):288–293.

Birkholz T, Saalfrank-Schardt C, Irouschek A, Klein P, Albrecht S, Schmidt J. Comparison of two electromyographical endotracheal tube systems for intraoperative recurrent laryngeal nerve monitoring: reliability and side effects. *Langenbecks Arch Surg.* 2011;396(8):1173–1179.

Bischoff C, Stalberg E, Flack B, et al. Reference values of motor unit action potentials obtained with multi-MUAP analysis. *Muscle Nerve.* 1994;17:842–851.

Blitzer A. Laryngeal electromyography. In: Rubin J, Sataloff RT, Korovin G, Gould W, eds. *Diagnosis and Treatment of Voice Disorders.* New York, NY: Igaku-Shoin Ltd; 1995:316–326.

Blitzer A, Brin M, Fahn S, Lovelace RE. Clinical and laboratory characteristics of focal laryngeal dystonia: study of 110 cases. *Laryngoscope.* 1988;98:636–640.

Blitzer A, Brin M, Sasaki C. *Neurological Disorders of the Larynx.* New York, NY: Thieme; 1992.

Blitzer A, Brin MF, Stewart C,Aviv JE, Fahn S. Abductor laryngeal dystonia; a series treated with botulinum toxin. *Laryngoscope.* 1992; 102(2):163–167.

Blitzer A, Jahn AF, Keidar A. Semon's law revisited: an electromyographic analysis of laryngeal synkinesis. *Ann Otol Rhinol Laryngol.* 1996;105(10):764–769.

Blitzer A, Lovelace RE, Brin MF, Fahn S, Fink ME. Electromyographic findings in focal laryngeal dystonia (spasmodic dysphonia). *Ann Otol Rhinol Laryngol.* 1985;94:591–594.

Boemke W, Gerull G, Hippel K. Electromyography of the larynx with skin surface electrodes. *Folia Phoniatr (Basel).* 1992;44(5): 220–230.

Bradley WG, Tandan R. Dermatomyositis and polymuyositis. In: Wilson JD, Braunwald E, Isselbacher KJ, Petersdorf RG, Martin JB, Fauci AS, Root RK, eds. *Harrison's Principles of Internal Medicine.* 12th ed. New York, NY: McGraw-Hill; 1991:2108–2111.

Brajcich BC, Mchenry CR. The utility of intraoperative nerve monitoring during thyroid surgery. *J Surg Res.* 2016;204(1):29–33.

Brancatisano A, Dodd DS, Engel LA. Posterior cricoarytenoid activity and glottic size during hyperpnea in humans. *J Appl Physiol.* 1991;71(3):977–982.

Brandstater ME, Lambert EH. Motor unit anatomy: type and spatial arrangement of muscle fibers. In: Desmedt JE, ed. *New Developments in Electromyography and Clinical Neurophysiology.* Basel, Switzerland: Karger; 1971:14–22.

Brauckhoff M, Machens A, Sekulla C, Lorenz K, Dralle H. Latencies shorter than 3.5 ms after vagus nerve stimulation signify a nonrecurrent inferior laryngeal nerve before dissection. *Ann Surg.* 2011;253(6):1172–1177.

Bridger MW, Jahn AF, van Vostrand AW. Laryngeal rheumatoid arthritis. *Laryngoscope.* 1980;90:296–303.

Bromberg MB, Forshaw DA, Nau HL, et al. Motor unit number estimation, isometric strength and electromyography measures in amyotrophic lateral sclerosis. *Muscle Nerve.* 1993;16:1213–1219.

Bromberg MB, Scott DM; Ad Hoc Committee of the AAEM Special Interest Single Fiber EMG Group. Single fiber EMG reference values: reformatted in tabular form. *Muscle Nerve.* 1994;17(7):820–821.

Broniatowski M, Grundfest-Broniatowski S, Davies CR, Jacobs GB, Tucker HM, Nose Y. Electronic pacing of incapacitated head and neck structures. *ASAIO Transactions.* 1991;37(4):553–558.

Brooke MH, Engle WK. The histographic analysis of human muscle biopsies with regard to fibre types. 1. Adult male and female. *Neurology.* 1969;19:221–233.

Brown WF. A method for estimating the number of motor units in thenar muscles and the changes in motor unit count with aging. *J Neurol Neurosurg Psychiatry*. 1972;35:845–852.

Brown WF. *The Physiological and Technical Basis of Electromyography*. Stoneham, MA: Butterworth Publishers; 1984.

Brown WF, Milner-Brown HS. Some electrical properties of motor units and their effects on the methods of estimating motor unit numbers. *J Neurol Neurosurg Psychiatry*. 1976;39:249–368.

Brown WF, Strong MJ, Smow R. Methods for estimating numbers of motor units in biceps-brachialis muscles and losses of motor units with aging. *Muscle Nerve*. 1988;11:423–432.

Buchtal F. *An Introduction to Electromyography*. Copenhagen, Denmark: Scandinavian University Books; 1957.

Buchtal F. Electromyography of intrinsic laryngeal muscles. *J Exp Physiol*. 1959;44:137–148.

Buchtal F, Guld C, Rosenfalck P. Action potential parameters in normal human muscle and their dependence on physical variables. *Acta Physiol Scand*. 1954;32:200–218.

Buchtal F, Kamienciecka Z. The diagnostic yield of quantified electromyography and quantified muscle biopsy in neuromuscular disorders. *Muscle Nerve*. 1982;5:265–280.

Buchtal F, Pinelli P, Rosenfalck P. Action potential parameters in normal human muscle and their physiological determinants. *Acta Physiol Scand*. 1954;32:219–229.

Burke RE. Physiology of motor unit. In: Engle AG, Franzini-Armstrong C, eds. *Myology*. New York, NY: McGraw-Hill; 1994:164.

Calo PG, Medas F, Erdas E, et al. Role of intraoperative neuromonitoring of recurrent laryngeal nerves in the outcomes of surgery for thyroid cancer. *Int J Surg*. 2014;12(suppl 1):S213–S217.

Calo PG, Pisano G, Medas F, et al. Intraoperative recurrent laryngeal nerve monitoring in thyroid surgery: is it really useful? *Clin Ter*. 2013;164(3):el93–el98.

Calo PG, Pisano G, Medas F, et al. Identification alone versus intraoperative neuromonitoring of the recurrent laryngeal nerve during thyroid surgery: experience of 2034 consecutive patients. *J Otolaryngol Head Neck Surg*. 2014;43:16.

Campbell WW. Needle electrode examination. In: Campbell WW, ed. *Essentials of Neurodiagnostic Medicine*. Baltimore, MD: Williams & Wilkins; 1999:93–116.

Campbell MJ, McComas AJ, Petito F. Physiological changes in aging muscles. *J Neurol Neurosurg Psychiatry*. 1973;36:174–182.

Canals Ruiz P, Villoslada Prieto C, Lopez Catala F, Peris Beaufils JL, Marco Peiro A, Marco Algarra J. Standard electromyography for the diagnosis and prognosis of laryngeal neuromuscular disorders. *Acta Otorrinolaringol Esp.* 1995;46(3):203–207.

Cao J, Sander DB. Multivariate discriminant analysis of the electromyographic interference pattern: a statistical approach to discrimination among controls, myopathies and neuropathies. *Med Biol Eng Comput.* 1996;34:369–374.

Caragacianu D, Kamani D, Randolph GW. Intraoperative monitoring: normative range associated with normal postoperative glottic function. *Laryngoscope.* 2013;123(12):3026–3031.

Cavicchi O, Caliceti U, Fernandez U, et al. Laryngeal neuromonitoring and neurostimulation versus neurostimulation alone in thyroid surgery: a randomized clinical trial. *Head Neck.* 2012;34(2):141–145.

Chambers KJ, Pearse A, Coveney J, et al. Respiratory variation predicts optimal endotracheal tube placement for intra-operative nerve monitoring in thyroid and parathyroid surgery. *World J Surg.* 2015;39(2):393–399.

Chanaud CM, Ludlow CL. Single motor unit activity of human intrinsic laryngeal muscles during respiration. *Ann Otol Rhinol Laryngol.* 1992;101(10):832–840.

Chandrasekhar SS, Randolph GW, Seidman MD, et al. Clinical practice guideline: improving voice outcomes after thyroid surgery. *Otolaryngol Head Neck Surg.* 2013;148(6)(suppl):S1–S37.

Chang PY, Wu CW, Chen HY, et al. Influence of intravenous anesthetics on neuromonitoring of the recurrent laryngeal nerve during thyroid surgery. *Kaohsiung J Med Sci.* 2014;30(10):499–503.

Cheng J, Kazahaya K. Endolaryngeal hookwire electrodes for intraoperative recurrent laryngeal nerve monitoring during pediatric thyroid surgery. *Otolaryngol Head Neck Surg.* 2013;148(4):572–575.

Chiang FY, Lu IC, Chang PY, et al. Stimulating dissecting instruments during neuromonitoring of RLN in thyroid surgery. *Laryngoscope.* 2015;125(12):2832–2837.

Chiang FY, Lu IC, Chen HC, et al. Intraoperative neuromonitoring for early localization and identification of recurrent laryngeal nerve during thyroid surgery. *Kaohsiung J Med Sci.* 2010;26(12):633–639.

Chiang FY, Lu IC, Tsai CJ, Hsiao PJ, Hsu CC, Wu CW. Does extensive dissection of recurrent laryngeal nerve during thyroid operation increase the risk of nerve injury? Evidence from the application of intraoperative neuromonitoring. *Am J Otolaryngol.* 2011;32(6):499–503.

Chiang FY, Lu IC, Tsai CJ, Hsiao PJ, Lee KW, Wu CW. Detecting and identifying nonrecurrent laryngeal nerve with the application of intraoperative neuromonitoring during thyroid and parathyroid operation. *Am J Otolaryngol.* 2012;33(1):1–5.

Chuang YC, Huang SM. Protective effect of intraoperative nerve monitoring against recurrent laryngeal nerve injury during re-exploration of the thyroid. *World J Surg Oncol.* 2013;1:1–94.

Chung TK, Rosenthal EL, Porterfield JR, Carroll WR, Richman J, Hawn MT. Examining national outcomes after thyroidectomy with nerve monitoring. *J Am Coll Surg.* 2014;219(4):765–770.

Clark WD. Diagnosis and stating of laryngeal disease. In: Bailey BJ, Biller HJ, eds. *Non-Serial; Surgery of the Larynx.* Philadelphia, PA: WB Saunders Company; 1985:45–52.

Clayman D, Booth RP, Isaacs J Jr, Russo LS Jr. Percutaneous electromyography of the posterior cricoarytenoid muscles: electromyographic needle placement with computed tomographic guidance. *Laryngoscope.* 1994;1004(11, pt 1):1393–1396.

Cohen AS. Amyloidosis. In: Wilson JD, Braunwald E, Isselbacher KJ, Petersdorf RG, Martin JB Fauci AS, Root RK, eds. *Harrison's Principles of Internal Medicine.* 12th ed. New York, NY: McGraw-Hill; 1991:1417–1421.

Coughlan CA, Verma SP. The utility of recurrent laryngeal nerve monitoring during open pharyngeal diverticula procedures. *Ann Otol Rhinol Laryngol.* 2016;125(8):648–651.

Crevier-Buchman L, Laccourreve O, Papon JF, Nurit D, Brasnu D. Adductor spasmodic dysphonia: case reports with acoustic analysis following botulinum toxin injection and acupuncture. *J Voice.* 1997; 11(2):232–237.

Crumley RL. Laryngeal synkinesis: its significance to the laryngologist. *Ann Otol Rhinol Laryngol.* 1989;98(2):87–92.

Crumley RL. Repair of the recurrent laryngeal nerve. *Oto Clin North Am.* l990;23(3):553–563.

Crumley RL, Horn K, Clendenning D. Laryngeal reinnervation using the split-phrenic nerve-graft procedure. *Otolaryngol Head Neck Surg.* 1980;88(2):159–164.

Daniels SK, Mahoney MC, Lyons GD. Persistent dysphagia and dysphonia following cervical spine surgery. *Ear Nose Throat J.* 1998; 77(6):473–475.

Dantes M, McComas A. The extent and time course of motorneuron involvement in amyotrophic lateral sclerosis. *Muscle Nerve.* 1991;14: 416–421.

Darr EA, Tufano RP, Ozdemir S, Kamani D, Hurwitz S, Randolph G. Superior laryngeal nerve quantitative intraoperative monitoring is possible in all thyroid surgeries. *Laryngoscope.* 2014;124(4):1035–1041.

Daube JR. Statistical estimates of number of motor units in the thenar and foot muscles in patients with amyotrophic lateral sclerosis or the residual of poliomyelitis. *Muscle Nerve.* 1988;11:957–958.

Daube JR. AAEM minimonograph #11: needle examination in clinical electromyography. *Muscle Nerve*. 1991;14(8):685–700.

Daube JR. Estimating the number of motor units in a muscle. *J Clin Neurophysiol*. 1995;12:585–594.

Daube JR. Assessing the motor unit with needle electromyography. In: Daube JR, ed. *Clinical Neurophysiology*. Philadelphia, PA: Davis; 1996:257–281.

Davidson BJ, Ludlow, CL. Long-term effects of botulinum toxin injections in spasmodic dysphonia. *Ann Otol Rhinol Laryngol*. 1996; 105(1):33–42.

Davis WE, Rea JE, Templer JW. Recurrent laryngeal nerve localization using a microlaryngeal electrode. *Otolaryng Head Neck Surg*. 1979; 87:330–333.

De Falco M, Santangelo G, Del Giudice S, Gallucci F, Parmeggiani U. Double probe intraoperative neuromonitoring with a standardized method in thyroid surgery. *Int J Surg*. 2014;12(suppl 1):S140–S144.

de Koning P, Wieneke GH, vad der Most, et al. Estimation of the number of motor units based on macro-EMG. *J Neurol Neurosurg Psychiatry*. 1988;51:403–411.

de Oliveira JT, Levy-Reis I. Syndrome of continuous muscle fiber activity: case report 11-year follow-up. *Arquivos de Neuro-Psiquiatria*. 1994;52(1):96–99.

Dedo HH. The paralyzed larynx: an electromyographical study in dogs and humans. *Laryngoscope*. 1970;80:1445–1517.

Dedo HH, Hall WN. Electrodes in laryngeal electromyography: reliability comparison. *Ann Otol Rhinol Laryngol*. 1969;78:172–180.

Dejonckere P, Hamoir M. Etiology of neurogenic laryngeal lesions diagnosed by electromyography. *Acta Otorhinolaryngol Belg*. 1980; 34(3):285–299.

Dengler R, Konstanzer A, Kuther G, et al. Amyotrophic lateral sclerosis: macro-EMG and twitch forces of single motor units. *Muscle Nerve*. 1990;13:545–550.

Deniwar A, Kandil E, Randolph G. Electrophysiological neural monitoring of the laryngeal nerves in thyroid surgery: review of the current literature. *Gland Surg*. 2015;4(5):368–375.

Dequanter D, Charara F, Shahla M, Lothaire P. Usefulness of neuromonitoring in thyroid surgery. *Eur Arch Otorhinolaryngol*. 2015; 272(10):3039–3043.

Desmedt JE, Borenstein S. Relationship of spontaneous fibrillation potentials of muscle fibre segmentation in human muscular dystrophy. *Nature*. 1975;258:531–534.

Dhonneur G, Kirov K, Slavov V, Duvaldestin P. Effects of an intubating dose of succinylcholine and rocuronium on the larynx and diaphragm: an electromyographic study in humans. *Anesthesiology*. 1999;90(4):951–955.

Dimopoulos VG, Chung I, Lee GP, et al. Quantitative estimation of the recurrent laryngeal nerve irritation by employing spontaneous intraoperative electromyographic monitoring during anterior cervical discectomy and fusion. *J Spinal Disord Tech*. 2009;22(1):1–7.

Dionigi G, Bacuzzi A, Boni L, Rausei S, Rovera F, Dionigi R. Visualization versus neuromonitoring of recurrent laryngeal nerves during thyroidectomy: what about the costs? *World J Surg*. 2012;36(4):748–754.

Dionigi G, Chiang FY, Dralle H, et al. Safety of neural monitoring in thyroid surgery. *Int J Surg*. 2013;11(suppl l):S120–S126.

Dionigi G, Donatini G, Boni L, et al. Continuous monitoring of the recurrent laryngeal nerve in thyroid surgery: a critical appraisal. *Int J Surg*. 2013;11(suppl 1):S44–S46.

Dionigi G, Lombardi D, Lombardi CP, et al. Intraoperative neuromonitoring in thyroid surgery: a point prevalence survey on utilization, management, and documentation in Italy. *Updates Surg*. 2014;66(4):269–276.

Doherty TJ, Brown WF. The estimated numbers and relative sizes of thenar motor units as selected by multiple point stimulation in young and older adults. *Muscle Nerve*. 1993;16:355–365.

Doherty TJ, Komori T, Stashuk DW, et al. Physiological properties of single thenar motor units in the F-response of younger and older adults. *Muscle Nerve*. 1994;17:860–872.

Doherty T, Simmons Z, O'Connell B, et al. Methods for estimating the numbers of motor units in human muscles. *J Clin Neurophysiol*. 1994;12:565–584.

Doherty TJ, Stashuk DW, Brown WF. Determinants of mean motor unit size: impact on estimates of motor unit number. *Muscle Nerve*. 1993;16:1326–1331.

Doherty TJ, Vandervoort AA, Brown WF. Effects of ageing on the motor unit: a brief review. *Can J Appl Physiol*. 1993;19:331–358.

Donatini G, Camaille B, Dionigi G. Increased detection of non-recurrent inferior laryngeal nerve (NRLN) during thyroid surgery using systematic intraoperative neuromonitoring (IONM). *World J Surg*. 2013; 37(1):91–93.

Dorfman L, Howard J, McGill K. Clinical studies using automatic decomposition electromyography (ADEMG) in needle and surface EMG. In: Desmedt JE, ed. *Computer Aided Electromyography and Expert Systems. Clinical Neurophysiology Updates*. Amsterdam, Netherlands: Elsevier; 1989:189–204.

Dorfman LJ, MCGill KC. AAEE minimonograph #29: automatic quantitative electromyography. *Muscle Nerve*. 1988;11:804–818.

Dray TG, Robinson LR, Hillel AD. Idiopathic bilateral vocal fold weakness. *Laryngoscope*. 1999;109:995–1002.

Dray TG, Robinson LR, Hillel AD. Laryngeal electromyographic findings in Charcot-Marie-Tooth disease type II. *Arch Neurol*. 1999;56:863–865.

Driscoll BP, Gracco C, Coelho C, et al. Laryngeal function in postpolio patients. *Laryngoscope*. 1995;105(1):35–41.

Dubowit CV, Pearse AGE. A comparative histochemical study of oxidative enzyme and phosphorylase activity in skeletal muscles. *Histochemie*. 1960;2:105.

Duclos A, Lifante JC, Ducarroz S, Soardo P, Colin C, Peix JL. Influence of intraoperative neuromonitoring on surgeons' technique during thyroidectomy. *World J Surg*. 2011;35(4):773–778.

Dursun G, Sataloff RT, Spiegel JR, Mandel S, Heuer RJ, Rosen DC. Superior laryngeal nerve paresis and paralysis. *J Voice*. 1996;10(2):206–211.

Dyhr H. The activity of the cricothyroid muscle and the intrinsic fundamental frequency in Danish vowels. *Phonetica*. 1990;47(3–4):141–154.

Eckel HE, Sittel C. Morphometry of the larynx in horizontal sections. *Am J Otolaryngol*. 1995;16(1):40–48.

Eckel HE, Sittel C, Zorowka P, Jerke A. Dimensions of the laryngeal framework in adults. *Surg Radiol Anat*. 1994;16(1):31–36.

Eckley CA, Sataloff RT, Hawkshaw M, Spiegel JR, Mandel S. Voice range in superior laryngeal nerve paresis and paralysis. *J Voice*. 1998;12(3):340–348.

Efendiev AE, Kutukov IuN, Redenko DI. Electromyography in the evaluation of the functional state of the internal neuromuscular apparatus of the larynx in myasthenia. *Vestn Otorinolaringol*. 1991;(6):21–24.

Eger CE, Huxtable CR, Chester ZC, Summers BA. Progressive tetraparesis and laryngeal paralysis in a young Rottweiler with neuronal vacuolation and axonal degeneration: an Australian case. *Aust Vest J*. 1998;76(11):733–737.

Eichenwald EC, Howell RG III, Kosch PC, Ungarelli RA, Lindsey J, Stark R. Developmental changes in sequential activation of laryngeal abductor muscles and diaphragm in infants. *J Appl Physiol*. 1992;73(4):1425–1431.

Eichenwald EC, Ungarelli RA, Stark AR. Hypercapnia increases expiratory braking in preterm infants. *J Appl Physiol*. 1993;75(6):2665–2670.

Eid I, Miller FR, Rowan S, Otto RA. The role of nerve monitoring to predict postoperative recurrent laryngeal nerve function in thyroid and parathyroid surgery. *Laryngoscope*. 2013;123(10):2583–2586.

Eisle OW. Intraoperative electrophysiologic monitoring of the recurrent laryngeal nerve. *Laryngoscope*. 1996;106:443–449.

Ekstedt J. Human single muscle fibre action potentials. *Acta Physiol Scand*. 1964;61(suppl. 226):1–96.

Ekstedt J, Nilsson G, Stalberg E. Calculation of the electromyographic jitter. *J Neurosurg Psychiatry.* 1974;37:526–539.

Ekstedt J, Stalberg E. A method of recording extracellular action potentials of single muscle fibres and measuring their propagation velocity in voluntarily activated human muscle. *Bull Am Assoc EMG Electrodiagn.* 1963;10:16.

Ekstedt J, Stalberg E. Abnormal connections between skeletal muscle fibers. *Electroencephalogr Clin Neurophysiol.* 1969;27:607–609.

Ekstedt J, Stalber E. Single fibre electromyography for the study of the microphysiology of the human muscle. In: Desmedt JE, ed. *New Developments in Electromyography and Clinical Neurophysiology.* Basel, Switzerland: Karger; 1971:89–112.

Ekstedt J, Stalberg E. How the size of the needle electrode leading-off surface influences the shape of the single muscle fibre action potential in electromyography. *Comput Programs Biomed.* 1973;3:204–212.

Ekstedt J, Stalberg E. Single muscle fibre electromyography in myasthenia gravis. In: Kunze K, Desmedt JE, eds. *Studies in Neuromuscular Diseases.* Basel, Switzerland: Karger; 1975:157–161.

Elez F, Celik M. The value of laryngeal electromyography in vocal cord paralysis [Letter]. *Muscle Nerve.* 1998;214(4):552–553.

Engle AG, Labbert EH, Santa T. Study of long-term anticholinesterase therapy: effects on neuromuscular transmission on motor end plate fine structure. *Neurology.* 1973;23:1273–1281.

English ET, Blevins CE. Motor units of laryngeal muscles. *Arch Otolaryngol.* 1969;89:778–784.

Ertekin C, Avdogdu I, Yucevar N, et al. Effects of bolus volume on oropharyngeal swallowing: an electrophysiologic study in man. *Am J Gastroenterol.* 1997;92(11):2049–2053.

Ertekin C, Pehlivan M, Aydogdu I, et al. An electrophysiological investigation of deglutition in man. *Muscle Nerve.* 1995;18(10):1177–1186.

Faaborg-Andersen K. Electromyographic investigation of intrinsic laryngeal muscles in humans. *Acta Physiol.* 1957;41(suppl 140):1–149.

Faaborg-Andersen K, Buchtal F. Action potentials from internal laryngeal muscles during phonation. *Nature.* 1956;177:340–341.

Faden DL, Orloff LA, Ayeni T, Fink DS, Yung K. Stimulation threshold greatly affects the predictive value of intraoperative nerve monitoring. *Laryngoscope.* 2015;125(5):1265–1270.

Farizon B, Gavid M, Karkas A, Dumollard JM, Peoc'h M, Prades JM. Intraoperative monitoring of the recurrent laryngeal nerve by vagal nerve stimulation in thyroid surgery. *Eur Arch Otorhinolaryngol.* 2017;274(1):421–426.

Farrar W. Complications of thyroidectomy. *Surg Clin North Am.* 1983; 63(6):1353–1361.

Felice KJ. A longitudinal study comparing thenar motor unit number estimates to other quantitative tests in patients with amyotrophic lateral sclerosis. *Muscle Nerve.* 1997;20:179–185.

Feve A, Angelard B, Fenelon G, Logak M, Guillard A, Lacau Saint-Guily J. Postneuroleptic laryngeal dyskinesias: a cause of upper airway obstructive syndrome improved by local injections of botulinum toxin. *Movement Disorders.* 1993;8(2):217–219.

Fex S. Judging the movements of vocal cords in larynx paralysis. *Acta Otolaryngol (Stockh).* 1970;263:82–83.

Flisberg K, Cindholm T. Electrical stimulation of the human recurrent laryngeal nerve during thyroid operation. *Acta Otolaryngol.* 1970; 263:63–67.

Fontenot TE, Randolph GW, Setton TE, Alsaleh N, Kandil E. Does intra-operative nerve monitoring reliably aid in staging of total thyroidec-tomies? *Laryngoscope.* 2015;125(9):2232–2235.

Ford, CN. Laryngeal EMG in clinical neurolaryngology [comment]. *Arch Otolaryngol Head Neck Surg.* 1998;124(4):476–477.

Friedrich C, Ulmer C, Rieber F, et al. Safety analysis of vagal nerve stimulation for continuous nerve monitoring during thyroid surgery. *Laryngoscope.* 2012;122(9):1979–1987.

Fritzell B, Hammarberg B, Schiratzki H, Haglund S, Knutsson E, Mar-tensson A. Long term results of recurrent laryngeal nerve resection for adductor spasmodic dysphonia. *J Voice.* 1993;7(2):172–178.

Fuglsang-Frederiksen A. Quantitative electromyography-II: modifica-tions of the turns analysis. *Electromyogr Clin Neurophysiol.* 1987;27: 335–338.

Fuglsang-Frederiksen A, Dahl K, Lo Monaco M. Electrical muscle activ-ity during a gradual increase in force in patients with neuromuscular disease. *Electroencephalogr Clin Neurophysiol.* 1984;57:320–329.

Fuglsang-Frederiksen A, Lo Monaco M, Dahl K. Turns analysis (peak ratio) in EMG using mean amplitude as a substitute of force mea-surement. *Electroencephalogr Clin Neurophysiol.* 1985;60:225–227.

Fuglsang-Frederiksen A, Mansson A. Analysis of electrical activity of normal muscle in man at different degrees of voluntary effort. *J. Neurol Neurosurg Psychiatry.* 1975;38:683–694.

Fuglsang-Frederiksen A, Ronager J. EMG power spectrum, turns-ampli-tude analysis and motor unit potential duration in neuromuscular disorders. *J Neurol Sci.* 1990;97:81–91.

Fuglsang-Frederiksen A, Scheel U, Buchthal F. Diagnostic yield of analy-sis of the pattern of electrical activity and of individual motor unit potentials in myopathy. *J Neurosurg Psychiatry.* 1976;39:742–750.

Fuglsang-Frederiksen A, Scheel U, Buchtal F. Diagnostic yield of the analysis of the pattern of electrical activity of muscle and of individual motor unit potentials in neurogenic involvement. *J Neurol Neurosurg Psychiatry*. 1977;40:544–554.

Fujita M, Ludlow CL, Woodson GE. A new surface electrode for recording from the posterior cricoarytenoid muscle. *Laryngoscope*. 1989;99: 316–320.

Gabriel P, Chilla R. Indications and timing of conservative surgery of peripheral neurogenic vocal cord paresis (author's trans). *HNO*. 1975;23(11):333–336.

Galea V, deBruin H, Cacasin R, et al. The numbers and relative sizes of motor units estimated by computer. *Muscle Nerve*. 1991;14:1123–1130.

Gallivan GJ, Hoffman L, Gallivan KH. Episodic paroxysmal laryngospasm: voice and pulmonary function assessment and management. *J Voice*. 1996;10(1):93–105.

Gans C, Clark B. Studies on ventilation of *Caiman crocodilus* (Crocodilia: Reptilia). *Respir Physiol*. 1976;26(3):285–301.

Garas G, Kayani B, Tolley N, Palazzo F, Athanasiou T, Zacharakis E. Is there a role for intraoperative recurrent laryngeal nerve monitoring during high mediastinal lymph node dissection in three-stage oesophagectomy for oesophageal cancer? *Int J Surg*. 2013;11(5):370–373.

Garrett JD, Larson CR. Neurology of the laryngeal system. In: Ford CN, Bless DM, eds. *Phonosurgery*. New York, NY: Raven Press; 1991:43–76.

Gartlan MG, Hoffman HT. Crystalline preparation of botulinum of toxin type A (Botox): degradation in potency with storage. *Otolaryngol Head Neck Surg*. 1993;108:135–140.

Gartlan MG, Peterson KL, Luschei ES, Hoffman HT, Smith RJ. Bipolar hooked-wire electromyographic technique in the evaluation of pediatric vocal cord paralysis. *Ann Otol Rhinol Laryngol*. 1993;102(9): 695–700.

Gath I, Stalberg E. On the measurement of fibre density in human muscle. *Electroencephalogr Clin Neurophysiol*. 1982;54:699–706.

Gay T, Hirose H, Strome M, Sawashima M. Electromyography of the intrinsic laryngeal muscles during phonation. *Ann Otolaryngol*. 1972;81:401–409.

Gay T, Rendell JK, Spiro J. Oral and laryngeal muscle coordination during swallowing. *Laryngoscope*. 1994;104(3, pt 1):341–349.

Genther DJ, Kandil EH, Noureldine SI, Tufano RP. Correlation of final evoked potential amplitudes on intraoperative electromyography of the recurrent laryngeal nerve with immediate postoperative vocal fold function after thyroid and parathyroid surgery. *JAMA Otolaryngol Head Neck Surg*. 2014;140(2):124–128.

Gilchrist JM; Ad Hoc Committee of the AAEM Special Interest Group on Single Fiber EMG. Single fiber EMG reference values: a collaborative effort. *Muscle Nerve*. 1992;15:151–161.

Gilchrist JM, Nandedkar SD, Stewart CS, et al. Automatic analysis of the electromyographic interference pattern using the turns/amplitude ratio. *Electroencephalogr Clin Neurophysiol*. 1988;70:534–540.

Gitter AG, Stolov WG. Instrumentation and measurement in electrodiagnostic medicine, part 1. *Muscle Nerve*. 1995;18:799.

Goldstone AC, Schettino RL. The electrode endotracheal tube: a state of the art method for monitoring recurrent laryngeal nerve vocal cord muscle integrity in the intubated patient. *Otolaryngol Head Neck Surg*. 1990;103:249–251.

Goodman M, Montgomery W, Minette L. Pathologic findings in gouty cricoarytenoid arthritis. *Arch Otolaryngol*. 1976;102:27–29.

Gould WJ, Kamura H. Static lung volumes in singers. *Ann Otol Rhinol Laryngol*. 1973;82:89–95.

Green CD, Berke GS, Ward PH, Gerratt BR. Point-touch technique of botulinum toxin injection for the treatment of spasmodic dysphonia. *Ann Otol Rhinol Laryngol*. 1992;101(11):883–887.

Gremillion G, Fatakia A, Domelles A, Amedee RG. Intraoperative recurrent laryngeal nerve monitoring in thyroid surgery: is it worth the cost? *Ochsner J*. 2012;12(4):363–366.

Grossman A, Martin JR, Root HS. Rheumatoid arthritis of the cricoarytenoid joint. *Laryngoscope*. 1961;71:530–544.

Grundfast KM, Harley E. Vocal cord paralysis. *Otolaryngol Clin North Am*. 1989;22(3):569–597.

Guindi GM, Bannister R, Gibson WP, Payne JK. Laryngeal electromyography in multiple system atrophy with autonomic failure. *J Neurol Neurosurg Psychiatry*. 1981;44:49–53.

Guindi GM, Higenbottam TW, Payne JK. A new method for laryngeal electromyography. *Clin Otolaryngol*. 1981;6:271–278.

Guld C, Rosenfalck A, Willison RG. Report of the committee on EMG instrumentation, technical factors in recording electrical activity of muscles and nerves in men. *Electroencephalogr Clin Neurophysiol*. 1970;28:399.

Gupta SR, Bastian RW. Use of laryngeal electromyography in prediction of recovery after vocal cord paralysis [letter]. *Muscle Nerve*. 1993;16(9):977–978.

Hagg GM. Interpretation of EMG spectral alterations and alteration indexes at sustained contraction. *J Appl Physiol*. 1992;73:1211–1217.

Haglund S. *Electromyography in the Diagnosis of Laryngeal Motor Disorders* [doctoral dissertation]. Stockholm, Sweden: Karolinska Institutet, Departments of Otolaryngology and Clinical Neurophysiology; 1973.

Haglund S. The normal electromyogram in human cricothyroid muscle. *Acta Otolaryngol (Stockh)*. 1973;75:478–453.

Haglund S, Knutsson E, Martensson A. An electromyographic analysis of idiopathic vocal cord paresis. *Acta Otolaryngol*. 1972;74(4):265–270.

Haglund S, Knutsson E, Martensson A. An electromyographic study of the vocal and cricothyroid muscles in functional dysphonia. *Acta Otolaryngol (Stockh)*. 1974;77:140–149.

Hakelius L, Stalberg E. Electromyographical studies of free autogenous muscle transplants in man. *Scand J Plast Reconstr Surg*. 1974;8: 211–219.

Han YD, Liang F, Chen P. Dosage effect of rocuronium on intraoperative neuromonitoring in patients undergoing thyroid surgery. *Cell Biochem Biophys*. 2015;71(1):143.

Hast MH. Mechanical properties of the cricothyroid muscle. *Laryngoscope*. 1966;75:537–548.

Hast MH. Mechanical properties of the vocal fold muscles. *Practica Oto-Rhino-Laryngologica*. 1967;29:53–56.

Hast MH, Golbus S. Physiology of the lateral cricoarytenoid muscles. *Practica Oto-Rhino-Laryngologica*. 1971;33(3):209–214.

Hayward M. Automatic analysis of the electromyogram in healthy subjects of different ages. *J Neurol Sci*. 1977;33(3):397–413.

Hayward M, Willison RG. Automatic analysis of the electromyogram in patients with chronic partial denervation. *J Neurol Sci*. 1977;33: 415–423.

Hayward NJ, Grodski S, Yeung M, Johnson WR, Serpell J. Recurrent laryngeal nerve injury in thyroid surgery: a review. *ANZJ Surg*. 2013; 83(1–2):15–21.

Hellquist H, Olofsson J, Sokjer H, Odkvist LM. Amyloidosis of the larynx. *Acta Otolaryngol (Stockh)*. 1979;88:443–450.

Henneman E, Clamann HP, Gillies JD, et al. Rank order of motoneurons within a pool: law of combination. *J Neurophysiol*. 1974;37:1338–1349.

Henriksson KG, Stalberg E. The terminal innervation pattern in polymyositis: a histochemical and SFEMG study. *Muscle Nerve*. 1978;1: 3–13.

Hertrich I, Lutzenberger W, Spieker S, Ackermann H. Fractal dimension of sustained vowel productions in neurological dysphonias: an acoustic and electroglottographic analysis [letter]. *J Acoust Soc Am*. 1997;102(1):652–654.

Heuer RJ, Sataloff RT, Emerich K, et al. Unilateral recurrent laryngeal nerve paralysis: the importance of "preoperative" voice therapy. *J Voice*. 1997;11(1):88–94.

Higgins TS, Gupta R, Ketcham AS, Sataloff RT, Wadsworth JT, Sinacori JT. Recurrent laryngeal nerve monitoring versus identification alone on post-thyroidectomy true vocal fold palsy: a meta-analysis. *Laryngoscope*. 2011;121(5):1009–1017.

Highlander RL, McDaniel SL. Intraoperative monitoring of lower cranial nerves in surgery of the skull base. *Oper Techn Otolaryngol Head Neck Surg*. 1996;7:192–199.

Hillel AD, Robinson LR, Waugh P. Laryngeal electromyography for the diagnosis and management of swallowing disorders. *Otolaryngol Head Neck Surg*. 1997;116(3):344–348.

Hilton-Brown P, Nandedkar SED, Stalberg EV. Simulation of fibre density in single-fiber electromyography and its relationship to macro-EMG. *Med Biol Eng Comput*. 1985;23:541–546.

Hilton-Brown P, Stalberg E. The motor unit in muscular dystrophy, a single fibre EMG and scanning EMG study. *J Neurol Neurosurg Psychiatry*. 1983;46:981–995.

Hilton-Brown P, Stalberg E. Motor unit size in muscular dystrophy, a macro EMG and scanning EMG study. *J Neurol Neurosurg Psychiatry*. 1983;46:996–1005.

Hilton-Brown P, Stalberg EV, Osterman PO. Signs of reinnervation in myasthenia gravis. *Muscle Nerve*. 1982;5:215–221.

Hirano M. Phonosurgery: basic and clinical investigations. *Otologia (Fukuoka)*. 1975;21:239–442.

Hirano M. Electomyography of laryngeal muscles. In: Hirano M, ed. *Clinical Examination of Voice*. New York, NY: Springer-Verlag; 1981: 11–24.

Hirano M. Examination of vocal fold vibration. In: Hirano M, ed. *Clinical Examination of the Voice*. New York, NY: Springer-Verlag; 1981: 43–65.

Hirano M. The function of the intrinsic laryngeal muscles in singing. In: Stevens K, Hirano M, eds. *Vocal Fold Physiol*. Tokyo, Japan: University of Tokyo Press; 1981:155–167.

Hirano M, Nosoe I, Shin T, Maeyama T. Electromyography for laryngeal paralysis. In: Hirano M, Kirchner J, Bless D, eds. *Neurolaryngology: Recent Advances*. Boston, MA: College-Hill; 1987:232–248.

Hirano M, Ohala J. Use of hooked-wire electrodes for electromyography of the intrinsic laryngeal muscles. *J Speech Hear Res*. 1969;12:361–373.

Hirano M, Ohala J, Vennard W. The function of laryngeal muscles in regulating fundamental frequency and intensity of phonation. *J Speech Hear Res*. 1969;12:616–628.

Hirano M, Tanaka S, Fujita M, Fujita H. Vocal cord paralysis caused by esophageal cancer surgery. *Ann Otol Rhinol Laryngol*. 1993;102(3, pt 1):182–185.

Hirano M, Vennard W, Ohala J. Regulation of register, pitch and intensity of voice. *Folia Phoniatr*. 1970;22:1–20.

Hirose II. Clinical observations on 600 cases of recurrent laryngeal nerve palsy. *Annual Bull RILP*. 1977;11:165–173.

Hirose H, Gay T, Strome M. Electrode insertion techniques for laryngeal electromyography. *J Acoust Soc Am*. 1971;50:1449–1450.

Hirose H, Kobayashi T, Okamura M, et al. Recurrent laryngeal nerve palsy. *J Otolaryngol (Japan)*. 1967;70:1–17.

Hiroto I, Hirano M, Tomita H. Electromyographic investigation of human vocal cord paralysis. *Ann Otol Rhinol Laryngol*. 1968;77:296–304.

Hiroto I, Hirano M, Toyozumi Y, Shin T. A new method of placement of a needle electrode in the intrinsic laryngeal muscles for electromyography: insertion through the skin. *Pract Otol (Kyoto)*. 1962;55:499–504.

Hoffman HT, Brunberg JA, Winter P, Sullivan MJ, Kileny PR. Arytenoid subluxation: diagnosis and treatment. *Ann Otol Rhinol Laryngol*. 1991;100(1):1–9.

Holst M, Hertegard S, Persson A. Vocal dysfunction following cricothyroidotomy: a prospective study. *Laryngoscope*. 1990;100(7):749–755.

Holt GR, McMurray GR, Joseph DL. Recurrent laryngeal nerve injury following thyroid operations surg. *Gynecol Obstet*. 1977;144(4):567–570.

Holzer Se, Ludlow CL. The swallowing side effects of botulinum toxin type A injection in spasmodic dysphonia. *Laryngoscope*. 1996;106 (pt 1):86–92.

Hong RS, Kartush JM. Acoustic neuroma neurophysiologic correlates: facial and recurrent laryngeal nerves before, during, and after surgery. *Otolaryngol Clin North Am*. 2012;45(2):291–306, vii–viii.

Howard JF, Sanders DB. Serial single-fiber EMG studies in myasthenic patients treated with corticosteroids and plasma exchange therapy. *Muscle Nerve*. 1983;4:254.

Hsiao TY, Solomon NP, Luschei ES, Titze IR. Modulation of fundamental frequency by laryngeal muscles during vibrato. *J Voice*. 1994;8(3):224–229.

Ikeda Y, Inoue T, Ogawa E, Horikawa M, Inaba T, Fukushima R. Recurrent laryngeal nerve monitoring during thoracoscopic esophagectomy. *World J Surg*. 2014;38(4):897–901.

Inagi K, Ford CN, Rodriquez AA, Schultz E, Bless DM, Heisey DM. Efficacy of repeated botulinum toxin injections as a function of timing. *Ann Otol Rhinol Laryngol*. 1997;106(12):1012–1019.

Inagi K, Rodriquez M, Ford CN, Heisey DM. Transoral electromyographic recordings in botulinum toxin-injected rat larynges. *Ann Otol Rhinol Laryngol*. 1997;106(11):956–964.

Insalaco G, Kuna ST, Catania G, et al. Thyroarytenoid muscle activity in sleep apneas. *J Appl Physiol*. 1993;74(2):704–709.

Insalaco G, Kuna ST, Cibella F, Villeponteaux RD. Thyroarytenoid muscle activity during hypoxia, hypercapnia, and voluntary hyperventilation in humans. *J Appl Physiol*. 1990;69(1):268–273.

Insalaco G, Kuna ST, Costanza BM, Catania G, Cibella F, Bellia V. Thyroarytenoid muscle activity during loaded and nonloaded breathing in adult humans. *J Appl Physiol*. 1991;70(6):2410–2416.

Isozaki E, Osanai R, Horiguchi S, Hayashida T, Hirose K, Tanabe H. Laryngeal electromyography with separated surface electrodes in patients with multiple system atrophy presenting with vocal cord paralysis. *J Neurol*. 1994;241(9):551–556.

Ito J, Kimura J, Shibasaki H. Palatopharyngolaryngeal myokymia resembling "palatal myoclonus" [Letter]. *J Neurol Neurosurg Psychiatry*. 1993;56(1):113–114.

Iwasaki H, Igarashi M, Namiki A, Omote K. Differential neuromuscular effects of vecuronium on the adductor and abductor laryngeal muscles and tibialis anterior muscle in dogs. *Br J Anaesth*. 1994;72(3): 321–323.

Jabre JF, Chirico-Post J, Weiner M. Stimulation SFEMG in myasthenia gravis. *Muscle Nerve*. 1989;12:38–42.

Jabre JF, Stalberg EV. Single-fiber EMG study of the flexor carpi radialis H reflex. *Muscle Nerve*. 1989;12:523–527.

Jaffe DM, Solomon NP, Robinson RA, Hoffman HT, Luschei ES. Comparison of concentric needle versus hooked-wire electrodes in the canine larynx. *Otolaryngol Head Neck Surg*. 1998;118(5):655–662.

Jankovic J, Schwartz K, Donovan DT. Botulinum toxin treatment of cranialcervical dystonia, spasmodic dysphonia, other focal dystonias and hemifacial spasm. *J Neurol Neurosurg, Psychiatry*. 1990;53(8): 633–639.

Jellish WS, Jensen RL, Anderson DE, Shea JF. Intraoperative electromyographic assessment of recurrent laryngeal nerve stress and pharyngeal injury during anterior cervical spine surgery with Caspar instrumentation. *J Neurosurg*. 1999;91(2)(suppl):170–174.

Johr M, Gerber H. Value of monitoring muscle relaxation. *Schweiz Med Wochenschr*. 1996;126(39):1649–1653.

Jonsson B, Reichmann S. Displacement and deformation of wire electrodes in electromyography. *Electromyography*. 1969;9:210–211.

Julien N, Mosnier I, Bozorg Grayeli A, Nys P, Ferrary E, Sterkers O. Intraoperative laryngeal nerve monitoring during thyroidectomy and parathyroidectomy: a prospective study. *Eur Ann Otorhinolaryngol Head Neck Dis*. 2012;129(2):69–76.

Jung A, Schramm J, Lehnerdt K, Herberhold C. Recurrent laryngeal nerve palsy during anterior cervical spine surgery: a prospective study. *J Neurosurg Spine*. 2005;2(2):123–127.

Jurell KC. Surface EMG and fatigue. *Phys Med Rehabil Clin North Am*. 1998;9:933–947.

Kadefors R, Petersen I, Broman H. Spectral analysis of events in the electromyogram. In: Desmedt JE, ed. *New Developments in Electro-

*myography and Clinical Neurophysiology*. Basel, Switzerland: Karger; 1973:628–637.

Kamani D, Darr EA, Randolph GW. Electrophysiologic monitoring characteristics of the recurrent laryngeal nerve preoperatively paralyzed or invaded with malignancy. *Otolaryngol Head Neck Surg.* 2013; 149(5):682–688.

Kandel ER, Schwartz JH, Hessell TM. Ion channels. In: Kandel ER, Schwartz JH, Hessell TM, eds. *Principles of Neuroscience*. 4th ed. New York, NY: McGraw-Hill; 2000:105–125.

Kandel ER, Schwartz JH, Hessell TM. Propagated signaling: the action potential. In: Kandel ER, Schwartz JH, Hessell TM, eds. *Principles of Neuroscience*. 4th ed. New York, NY: McGraw-Hill; 2000:150–175.

Kandil E, Mohamed SE, Deniwar A, et al. Electrophysiologic identification and monitoring of the external branch of superior laryngeal nerve during thyroidectomy. *Laryngoscope*. 2015;125(8):1996–2000.

Kark AE, Kissen MW. Superior laryngeal nerve injury from thyroid surgery [Letter to the editor]. *Head Neck*. 1995;17(6):542–543.

Kashima HK. Bilateral vocal fold motion impairment: pathophysiology and management by transverse cordotomy. *Ann Otol Rhinol Laryngol*. 1991;100(9, pt 1):717–721.

Kayamore R, Orii K. Schmidt syndrome due to idiopathic accessory nerve paralysis. *Electromyogr Clin Neurophysiol*. 1991;31(4):199–201.

Kelchner LN, Stemple JC, Gerdeman E, et al. Etiology, pathophysiology, treatment choices, and voice results for unilateral adductor vocal fold paralysis: a 3-year retrospective. *J Voice*. 1999;13(4):592–601.

Khamsy L, Constanthin PE, Sadowski SM, Triponez F. Loss of neuromonitoring signal during bilateral thyroidectomy: no systematic change in operative strategy according to a survey of the French Association of Endocrine Surgeons (AFCE). *BMC Surg*. 2015;15:95.

Khan A, Pearlman RC, Bianchi DA, Hauck KW. Experience with two types of electromyography monitoring electrodes during thyroid surgery. *Am J Otolaryngol*. 1997;18(2):99–102.

Kim HY, Tufano RP, Randolph G, et al. Impact of positional changes in neural monitoring endotracheal tube on amplitude and latency of electromyographic response in monitored thyroid surgery: results from the Porcine Experiment. *Head Neck*. 2016;38(suppl 1): E1004–E1008.

Kimura J. *Electrodiagnosis in Diseases of Nerve and Muscles: Principles and Practice*. 2nd ed. Philadelphia, PA: FA Davis Company; 1989.

King JC, Dumitru D, Nandedkar S. Concentric and single fiber electrode spatial recording characteristics. *Muscle Nerve*. 1990;20:1525–1533.

Knutsson E, Martensson A, Martensson B. The normal electromyogram in human vocal fold muscles. *Acta Otolaryngol (Stockh)*. 1969;68: 526–536.

Kobayashi T, Niimi S, Kumada M, Kosaki H, Hirose H. Botulinum toxin treatment for spasmodic dysphonia. *Acta Oto-Laryngologica Suppl.* 1993;504:115–117.

Koch BM, Milmoe G, Grundfast KM. Vocal cord paralysis in children studied by monopolar electromyography. *Ped Neurol.* 1987;3(5):288–293.

Koda J, Ludlow CL. An evaluation of laryngeal muscle activation in patients with voice tremor. *Otolaryngol Head Neck Surg.* 1992;107(5):684–696.

Kokesh J, Flint PW, Robinson LR, Cummings CW. Correlation between stroboscopy and electromyography in laryngeal paralysis. *Ann Otol Rhinol Laryngol.* 1993;102(11):852–857.

Konishi T, Nishitani H, Motomura S. Single fiber electromyography in chronic renal failure. *Muscle Nerve.* 1982;5:458–461.

Koufman JA, Postma GN, Cummins MM, Blalock FD. Vocal fold paresis. *Otolaryngol Head Neck Surg.* 2000;122(4):537–541.

Koufman JA, Postma GN, Whang CH, Rees CJ, et al. Diagnostic laryngeal electromyography: the Wake Forest experience 1995–1999. *Otolaryngol Head Neck Surg.* 2001;124(6):603–606.

Koufman JA, Walker FO, Joharji GM. The cricothyroid muscle does not influence vocal fold position in laryngeal paralysis. *Laryngoscope.* 1995;105(4, pt 1):368–372.

Koulouris C, Papavramidis TS, Pliakos I, et al. Intraoperative stimulation neuromonitoring versus intraoperative continuous electromyographic neuromonitoring in total thyroidectomy: identifying laryngeal complications. *Am J Surg.* 2012;204(1):49–53.

Kriskovich MD, Apfelbaum RI, Haller JR. Vocal fold paralysis after anterior cervical spine surgery: incidence, mechanism, and prevention of injury. *Laryngoscope.* 2000;110(9):1467–1473.

Krylov BS, Fel'berbaum RA, Ekimova GM. Characteristics of the motor innervation of the larynx. *Fiziol Zh SSSR.* 1983;69(4):481–488.

Kuna ST, Day RA, Insalaco G, Villeponteaux RD. Posterior cricoarytenoid activity in normal adults during involuntary and voluntary hyperventilation. *J Appl Physiol.* 1991;70(3):1377–1385.

Kuna ST, Insalaco G. Respiratory-related intrinsic laryngeal muscle activity in normal adults. *Prog Clin Biol Res.* 1990;345:117–124.

Kuna ST, Insalaco G, Villeponteaux RD. Arytenoideus muscle activity in normal adult humans during wakefulness and sleep. *J Appl Physiol.* 1991;70(4):1655–1664.

Kuna ST, Insalaco G, Villeponteaux RD, Vanoye CR, Smickley JS. Effect of hypercapnia and hypoxia on arytenoideus muscle activity in normal adult humans. *J Appl Physiol.* 1993;75(4):1781–1789.

Kuna ST, McCarthy MP, Smickley JS. Laryngeal response to passively induced hypocapnia during NREM sleep in normal adult humans. *J Appl Physiol.* 1993;75(3):1088–1096.

Kuna ST, Smickley JS, Vanoye CR, McMillan TH. Cricothyroid muscle activity during sleep in normal adult humans. *J Appl Physiol*. 1994; 76(6):2326–2332.

Kuna ST, Vanove CR. Laryngeal response during forced vital capacity maneuvers in normal adult humans. *Am J Resp Crit Care Med*. 1994; 150(3):729–734.

Kwak HY, Dionigi G, Kim D, et al. Thermal injury of the recurrent laryngeal nerve by THUNDERBEAT during thyroid surgery: findings from continuous intraoperative neuromonitoring in a porcine model. *J Surg Res*. 2016;200(1):177–182.

Lago P, Jone NB. Effect of motor unit firing time statistics on EMG spectra. *Med Biol Eng Comput*. 1977;15:648–655.

Lamade W, Ulmer C, Friedrich C, et al. [Signal stability as key requirement for continuous intraoperative neuromonitoring]. *Chirurg*. 2011;82(10):913–920.

Lamade W, Ulmer C, Rieber F, Friedrich C, Koch KP, Thon KP. New back-strap vagus electrode for continuous intraoperative neuromonitoring in thyroid surgery. *Surg Innov*. 2011;18(3):206–213.

Laskawi R, Arold R, Damenz W. Diagnostic and prognostic significance of electromyography in laryngeal movement disorders. *Nervenarzt*. 1987;58(1):4–7.

Laskawi R, Arold R, Schroder M, Prange H. Practically relevant electro-diagnosis in facial and recurrent nerve pareses: a review. *Laryngol Rhinol Otol*. 1985;64(10):499–505.

Laukkanen AM, Lindholm P, Vilkman E. Phonation into a tube as a voice training method: acoustic and physiologic observations. *Folio Phoniatr Logop*. 1995;47(6):331–338.

Laukkanen AM, Lindholm P, Vilkman E, Haataja K, Alku P. A physiological and acoustic study on voiced bilabial fricative/beta:/as a vocal exercise. *J Voice*. 1996;10(1):67–77.

Lawry GV, Finerman ML, Hanafee WN, Mancuso AA, Fan PT, Bluestone R. Laryngeal involvement in rheumatoid arthritis: a clinical, laryngoscopic, and computerized tomographic study. *Arthritis Rheum*. 1984;27:873–882.

Lee C, Stack BC. Intraoperative neuromonitoring during thyroidectomy. *Expert Rev Anticancer Tuer*. 2011;11(9):1417–1427.

Lee RG, Ashby P, White DG, et al. Analysis of motor conduction velocity in the human median nerve by computer simulation of compound muscle action potentials. *Electroencephalogr Clin Neurophysiol*. 1975;39:225–237.

LeFever RS, De Luca CJ. A procedure for decomposing the myoelectric signal into its constituent action potentials. I: technique, theory and implementation. *IEEE Trans Biomed Eng*. 1982;29:149–157.

Levin KH, Luders HO. *Comprehensive Clinical Neurophysiology.* Philadelphia, PA: WB Saunders; 2000.

Lewis JE, Olsen KD, Kurtin PJ, Kyle RA. Laryngeal amyloidosis: a clinicopathologic and immunohistochemical review. *Otolaryngol Head Neck Surg.* 1992;106:372–377.

Liguori R, Dhal K, Fuglsang-Frederiksen A. Turns-amplitude analysis of the electromyographic recruitment pattern disregarding force measurement I: method reference values in healthy subjects. *Muscle Nerve.* 1992;15:1314–1318.

Liguori R, Dahl K, Fuglsang-Frederiksen A, et al. Turns-amplitude analysis of the electromyographic interference pattern disregarding force management II: findings in patients with neuromuscular disorders. *Muscle Nerve.* 1992;15:1319–1324.

Lindestad PA. Electromyographic and laryngoscopic studies of normal and disturbed voice function. *Studies in Logopedics and Phoniatrics No. 4.* Stockholm, Sweden: Huddinge University Hospital; 1994.

Lindestad PA, Fritzell B, Persson A. Evaluation of laryngeal muscle function by quantitative analysis of the EMG interference pattern. *Acta Oto-Laryngologica.* 1990;109(5–6):467–472.

Lindestad PA, Fritzell B, Persson A. Influence of pitch and intensity on cricothyroid and thyroarytenoid activity in singers and nonsingers. In: Gauffin J, Hammarberg B, eds. *Vocal Fold Physiol—Acoustic, Perceptual and Physiological Aspects of Voice Mechanisms.* San Diego, CA: Singular Publishing Group; 1991:175–182.

Lindestad PA, Fritzell B, Persson A. Quantitative analysis of laryngeal EMG in normal subjects. *Acta Oto-Laryngologica.* 1991;111(6):1146–1152.

Lindestad PA, Hertegard S. Spindle-shaped glottal insufficiency with and without sulcus vocalis: a retrospective study. *Ann Otol Rhinol Laryngol.* 1994;103(7):547.

Lindestad PA, Hertegard S, Hammarberg B. An audioperceptual, videostroboscopic and electromyographic study of spindle-shaped glottal insufficiency with and without sulcus vocalis. *Phon Logoped Prog Rep.* 1994;9:21–32.

Lindestad PA, Persson A. Quantitative analysis of EMG interference pattern in patients with laryngeal paresis. *Acta Oto-Laryngologica.* 1994;114(1):91–97.

Lindstrom LH, Magnusson RH. Interpretation of myoelectric power spectra: a model and its applications. *Proc IEEE.* 1977;65:653–662.

Lipton RJ, McCaffrey TV, Cahill DR. Sectional anatomy of the larynx: implications for the transcutaneous approach to endolaryngeal structures. *Ann Otol Rhinol Laryngol.* 1989;98(2):141–144.

Lipton RJ, McCafferty TV, Litchy WJ. Intraoperative electrophysiologic monitoring of laryngeal muscle during thyroid surgery. *Laryngoscope.* 1988;98(12):1292–1296.

Liu XL, Wu CW, Zhao YS, et al. Exclusive real-time monitoring during recurrent laryngeal nerve dissection in conventional monitored thyroidectomy. *Kaohsiung J Med Sci*. 2016;32(3):135–141.

Lo CY, Kwoh KF, Yuen PW. A prospective evaluation of recurrent laryngeal nerve paralysis during thyroidectomy. *Arch Surg*. 2000; 135(2):204–207.

Lofqvist A, Yoshioka H. Laryngeal activity in Swedish obstruent clusters. *J Acoust Soc Am*. 1980;68(3):792–801.

Lofqvist A, Yoshioka H. Interarticulator programming in obstruent production. *Phonetica*. 1981;38(1–3):21–34.

Lorenz K, Abuazab M, Sekulla C, Schneider R, Nguyen Thanh P, Dralle H. Results of intraoperative neuromonitoring in thyroid surgery and preoperative vocal cord paralysis. *World J Surg*. 2014;38(3):582–591.

Lovelace RE, Blizter A, Ludlow C. Clinical laryngeal electromyography. In: Blitzer A, Brin MF, Sasaki CT, eds. *Neurologic Disorders of the Larynx*. New York, NY: Thieme; 1992:66–82.

Lu IC, Wu CW, Chang PY, et al. Reversal of rocuronium-induced neuromuscular blockade by sugammadex allows for optimization of neural monitoring of the recurrent laryngeal nerve. *Laryngoscope*. 2016;126(4):1014–1019.

Ludlow C. Neurophysiological control of vocal fold adduction and abduction for phonation onset and offset during speech. In: Gauffin J, Hammarberg B, eds. *Vocal Fold Physiol—Acoustic, Perceptual and Physiological Aspects of Voice Mechanisms*. San Diego, CA: Singular Publishing Group; 1991:197–205.

Ludlow, CL. Treatment of speech and voice disorders with botulinum toxin (clinical conference). *JAMA*. 1990;264(20):2671–2675.

Ludlow CL, Naunton RF, Fujita M, Sedory SE. Spasmodic dysphonia: botulinum toxin injection after recurrent nerve surgery. *Otolaryngol Head Neck Surg*. 1990;102(2):122–131.

Ludlow CL, Naunton RF, Terada S, Anderson BJ. Successful treatment of selected cases of abductor spasmodic dysphonia using botulinum toxin injection. *Otolaryngol Head Neck Surg*. 1991;104(6):849–855.

Ludlow CL, Schultz GM, Yamashita T, Deleyiannis FW. Abnormalities in long latency responses to superior laryngeal nerve stimulation in adductor spasmodic dysphonia. *Ann Otol Rhinol Laryngol*. 1995;104(12):928–935.

Ludlow CL, Van Pelt, Koda J. Characteristics of late responses to superior laryngeal nerve stimulation in humans. *Ann Otol Rhinol Laryngol*. 1992;101(2, pt 1):127–134.

Ludlow CL, Yeh J, Cohen LG, Van Pelt F, Rhew K, Hallett M. Limitations of electromyography and magnetic stimulation for assessing laryngeal muscle control. *Ann Otol Rhinol Laryngol*. 1994;103(1): 16–27.

Macias AA, Eappen S, Malikin I, et al. Successful intraoperative electrophysiologic monitoring of the recurrent laryngeal nerve, a multidisciplinary approach: the Massachusetts Eye and Ear Infirmary monitoring collaborative protocol with experience in over 3000 cases. *Head Neck*. 2016;38(10):1487–1494.

Malik R, Linos D. Intraoperative neuromonitoring in thyroid surgery: a systematic review. *World J Surg*. 2016;40(8):2051–2058.

Maloney RW, Morcek BW, Steehler KW, et al. A new method for intraoperative recurrent laryngeal nerve monitoring. *ENT J*. 1994;73: 30–33.

Manon-Espaillat R, Mandel S, Sataloff RT. Laryngeal electromyography. In: Sataloff RT. *Professional Voice: The Science and Art of Clinical Care*. 3rd ed. San Diego, CA: Plural; 2005;395–424.

Mao VH, Abaza M, Spiegel JR, Mandel S, Hawkshaw MJ, Heuer RJ, Sataloff RT. Laryngeal myasthenia gravis: report of 40 cases. *J Voice*. 2001;15(1):122–130.

Marie JP, Dehesdin D, Ducastelle T, Senant J. Selective reinnervation of the abductor and adductor muscles of the canine larynx after recurrent nerve paralysis. *Ann Otol Rhinol Laryngol*. 1989;98(7, pt 1): 530–536.

Marion MH, Klap P, Perrin A, Cohen M. Stridor and focal laryngeal dystonia [see comment]. *Lancet*. 1992;339(8791):457–458.

Martensson A, Skoglund CR. Contraction properties of intrinsic laryngeal muscles. *Acta Phys Scand*. 1964;60:318–336.

Marti JL, Holm T, Randolph G. Universal use of intraoperative nerve monitoring by recently fellowship-trained thyroid surgeons is common, associated with higher surgical volume, and impacts intraoperative decision-making. *World J Surg*. 2016;40(2):337–343.

Massey JM, Sanders DB. Single-fiber EMG demonstrates reinnervation dynamics after nerve injury. *Neurology*. 1991;41:1150–1151.

Maturo SC, Braun N, Brown DJ , Chong PS, Kerschner JE, Hartnick CJ. Intraoperative laryngeal electromyography in children with vocal fold immobility: results of a multicenter longitudinal study. *Arch Otolaryngol Head Neck Surg*. 2011;137(12):1251–1257.

Mazzantini M, Fattori B, Matteucci F, Gaeta P, Ursino F. Neuro-laryngeal involvement in Churg-Strauss syndrome. *Eur Arch Oto-Rhino-Laryngol*. 1998;255(6):302–306.

McComas AJ. Invited review. Motor unit estimation: methods, results and present status. *Muscle Nerve*. 1991;14:585–597.

McComas AJ. Motorunit estimation: anxieties and achievements. *Muscle Nerve*. 1995;18:369–379.

McComas AJ. Motorunit estimation: the beginning. *J Clin Neurophysiol*. 1995;12:560–564.

McComas AJ, Fawcett PRW, Campbell MJ, et al. Electrophysiological estimation of the number of motor units within a human muscle. *J Neurol Neurosurg Psychiatry*. 1971;34:121–131.

McComas AJ, Sica RE, McNabb AR, Goldberg WM, Upton AR. Neuropathy in thyrotoxicosis. *N Engl J Med*. 1973;289:219–221.

McGill KC, Cummins KL, Dorfman LJ. Automatic decomposition of the clinical electromyogram. *IEEE Trans Biomed Eng*. 1985;32:470–477.

McGill K, Dorfman L. Automatic decomposition electromyography (ADEMG), methodologic and technical considerations. In: Desmedt JE, ed. *Computer Aided Electromyography and Expert Systems. Clinical Neurophysiology Updates*. Basel, Switzerland: Karger; 1989: 91–101.

McGill KC, Dorfman LJ. Automatic decomposition electromyography (ADEMG): validation and normative data in brachial biceps. *Electroencephalogr Clin Neurophysiol*. 1985;61:453–461.

McGill KC, Lau K, Dorfman LJ. A comparison of terms analysis and motor unit analysis in electromyography. *Electroencephalogr Clinic Neurophysiol*. 1991;81:9–17.

McCulloch TM, Perlman AL, Palmer PM, Van Daele DJ. Laryngeal activity during swallow, phonation, and the Valsalva maneuver: an electromyographic analysis [published erratum appears in *Laryngoscope* 1997;107(1):146]. *Laryngoscope*. 1996;106(11):1651–1658.

McHenry MA, Kuna ST, Minton JR, Vanoye CR, Calhoun K. Differential activity of the pars recta and pars oblique in fundamental frequency control. *J Voice*. 1997;11(1):48–58.

Meikle D, Trachy RE, Cummings CW. Reinnervation of skeletal muscle: a comparison of nerve implantation with neuromuscular pedicle transfer in an animal model. *Ann Otol Rhinol Laryngol*. 1987;96(2, pt 1):152–157.

Meleca RJ, Hogikyan ND, Bastian RW. A comparison of methods of botulinum toxin injection for abductory spasmodic dysphonia. *Otolaryngol Head Neck Surg*. 1997;117(5):487–492.

Mendell JR, Griggs RC. Muscular dystrophy. In: Wilson JD, Braunwald E, Isselbacher KJ,Petersdorf RG, Martin JB Fauci AS, Root RK, eds. *Harrison's Principles of Internal Medicine*. 12th ed. New York, NY: McGraw-Hill; 1991:2112–2114.

Merati AL, Shemirani N, Smith TL, Toohill RJ. Changing trends in the nature of vocal fold motion impairment. *Am J Otolaryngol*. 2006; 27(2):106–108.

Mihelin M, Trontelj JV, Stalberg E. Muscle fiber recovery functions studied in the double pulse stimulation. *Muscle Nerve*. 1991;14:739–747.

Miller Rh, Rosenfield DB. The role of electromyography in clinical laryngology. *Otolaryngol Head Neck Surg*. 1984;92:287–291.

Milner-Brown HS, Brown WF. New methods of estimating the number of motor units in a muscle. *J Neurol Neurosurg Psychiatry*. 1976;39: 258–265.

Milner-Brown HS, Stein RB, Yemm R. The orderly recruitment of human motor units during voluntary isometric contractions. *J Physiol (Lond)*. 1973;230:359–370.

Min YB, Finnegan EM, Hoffman HT, Luschei ES, McCulloch TM. A preliminary study of the prognostic role of electromyography in laryngeal paralysis. *Otolaryngol Head Neck Surg*. 1994;111(6):770–775.

Min YB, Luschei ES, Finnegan EM, McCullock TM, Hoffman HT. Portable telemetry system for electromyography. *Otolaryngol Head Neck Surg*. 1994;111(6):849–852.

Misiunas A, Niepomniszcze H, Ravera B, Faraj G, Faure E. Peripheral neuropathy in subclinical hypothyroidism. *Thryoid*. 1995;5:283–286.

Moorthy SS, Reddy RV, Dunfield JA, Radpour S, Dierdorf SF. The effect of muscle relaxants on cricothyroid muscle: a report of three cases. *Anesthes Analg*. 1996;82(3):657–660.

Moris D, Vemadakis S, Felekouras E. The role of intraoperative nerve monitoring (IONM) in thyroidectomy: where do we stand today? *Surg Innov*. 2014;21(1):98–105.

Mu LC, Yang SL. A new method of needle-electrode placement in the posterior cricoarytenoid muscle for electromyography. *Laryngoscope*. 1990;100(10, pt 1):1127–1131.

Nahm I, Shin T, Watanabe H, Maeyama T. Misdirected regeneration of injured recurrent laryngeal nerve in the cat. *Am J Otolaryngol*. 1993; 14(1):43–48.

Nandedkar SD, Barkhaus PE, Charles A. Multi-motor units action potential analysis. *Muscle Nerve*. 1995;18:1155–1166.

Nandedkar SD, Barkhaus PE, Sanders DB, et al. Analysis of the amplitude and area of concentric needle EMG motor unit action potentials. *Electroencephalogr Clin Neurophysiol*. 1988;69:561–567.

Nandedkar SD, Sanders DB. Measurement of the amplitude of the EMG envelope. *Muscle Nerve*. 1990;13:933–938.

Nandedkar SD, Sanders DB, Stalberg EV. Automatic analysis of the electromyographic interference pattern. Part I: Development of quantitative features. *Muscle Nerve*. 1985;8:431–439.

Nandedkar SD, Sanders DB, Stalberg EV. Automatic analysis of the electromyographic interference pattern. Part II: Findings in control subjects and in some neuromuscular disease. *Muscle Nerve*. 1985;8:491–500.

Nandedkar SD, Sanders DB, Stalberg EV. Selectivity of electromyographic recording techniques: a simulation study. *Med Biol Eng Comput*. 1985;23:536–540.

Nandedkar SD, Sanders DB, Stalberg EV. Simulation and analysis of the electromyographic interference pattern in normal muscle. Part I: turns and amplitude measurements. *Muscle Nerve*. 1986;9:423–430.

Nandedkar SD, Sanders DB, Stalberg EV. Simulation and analysis of the electromyographic interference pattern in normal muscle. Part II: activity, upper centile amplitude and number of small segments. *Muscle Nerve*. 1986;9:486–490.

Nandedkar SD, Sanders DB, Stalberg EV, et al. Simulation of concentric needle EMG motor unit action potentials. *Muscle Nerve*. 1988;11(2): 151–159.

Nandedkar SD, Sanders DB, Stalberg EV. On the shape of the normal turnsamplitude cloud. *Muscle Nerve*. 1991;14:8–13.

Nandedkar SD, Stalberg E. Simulation of macro EMG motor unit potentials. *Electroencephalogr Clin Neurophysiol*. 1983;56:52–62.

Nandedkar SD, Stalberg E, Kim YI, et al. Use of signal representation to identify abnormal motor unit potentials in macro EMG. *IEEE Trans Biomed Eng*. 1984;31:220–227.

Nash EA, Ludlow CL. Laryngeal muscle activity during speech breaks in adductor spasmodic dysphonia. *Laryngoscope*. 1996;106(4):484–489.

Netterville JL. Koriwchak MJ, Winkle M, Courey MS, Ossoff RH. Vocal fold paralysis following the anterior approach to the cervical spine. *Ann Otol Rhinol Laryngol*. 1996;105(2):85–91.

Neuschaefer-Rube C, Haase G, Angerstein W, Kremer B. Einseitige rekurrensparese bei verdacht auf Lyme-borreliose [Unilateral recurrent nerve paralysis in suspected Lyme borreliosis]. *HNO*. 1995;43: 188–190.

Newsom-Davis J, Leys K,Vincent A, et al. Immunological evidence for the coexistence of the Lambert-Eaton myasthenic syndrome and myasthenia gravis in two patients. *J Neurol Neurosurg Psychiatry*. 1991;54:452–453.

Nieman RF, Mountjoy JR, Allen EL. Myasthenia gravis focal to the larynx: report of a case. *Arch Otolaryngol*. 1975;101:569–570.

Nirkko AB, Rosler KM, Hess CW. Sensitivity and specificity of needle electromyography: a prospective study comparing automated interference pattern analysis with single motor unit potential analysis. *Electroencephalogr Clin Neurophysiol*. 1995;97:1–10.

Pachuski J, Vaida S, Donahue K, et al. Effect of laryngotracheal topical anesthesia on recurrent laryngeal nerve monitoring during thyroid Surgery. *J Clin Anesth*. 2016;29:10–13.

Page C, Cuvelier P, Biet A, Strunski V. Value of intra-operative neuromouitoring of the recurrent laryngeal nerve in total thyroidectomy for benign goitre. *J Laryngol Otol*. 2015;129(6):553–557.

Palmer JB, Holloway AM, Tanaka E. Detecting lower motor neuron dysfunction of the pharynx and larynx with electromyography. *Arch Phys Med Rehabil*. 1991;72(3):214–218.

Palmer JB, Tippett DC, Wolf JS. Synchronous positive and negative myoclonus due to pontine hemorrhage. *Muscle Nerve*. 1991;14(2):124–132.

Pardal-Refoyo JL. Usefulness of neuromonitoring in thyroid surgery. *Acta Otorrinolaringol Esp*. 2012;63(5):355–363.

Pardal-Refoyo JL, Ochoa-Sangrador C. Bilateral recurrent laryngeal nerve injury in total thyroidectomy with or without intraoperative neuromonitoring: systematic review and meta-analysis. *Acta Otorrinolaringol Esp*. 2016;67(2):66–74.

Parnes SM, Satya-Murti S. Predictive value of laryngeal electromyography in patients with vocal cord paralysis of neurogenic origin. *Laryngoscope*. 1985;95:1323–1326.

Patlow C, Norton JA, Brennan MF. Vocal cord paralysis and reoperative parathyroidectomy. *Ann Surg*. 1986;203(3):282–285.

Paulsen FP, Jungmann K, Tillmann BN. The cricoarytenoid joint capsule and its relevance to endotracheal intubation. *Anesth Analg*. 2000;90: 180–185.

Pavier Y, Saroul N, Pereira B, Tauveron I, Gilain L, Mom T. Acute prediction of laryngeal outcome during thyroid surgery by electromyographic laryngeal monitoring. *Head Neck*. 2015;37(6):835–839.

Paydarfar D, Gilbert RJ, Poppel CS, Nassab PF. Respiratory phase resetting and airflow changes induced by swallowing in humans. *J Physiol (Lond)*. 1995;483(pt 1):273–288.

Perie S, Ai't-mansour A, Devos M, Sonji G, Baujat B, St Guily JL. Value of recurrent laryngeal nerve monitoring in the operative strategy during total thyroidectomy and parathyroidectomy. *Eur Ann Otorhinolaryngol Head Neck Dis*. 2013;130(3):131–136.

Phelan E, Potenza A, Slough C, Zurakowski D, Kamani D, Randolph G. Recurrent laryngeal nerve monitoring during thyroid surgery: nonnative vagal and recurrent laryngeal nerve electrophysiological data. *Otolaryngol Head Neck Surg*. 2012;147(4):640–646.

Phelan E, Schneider R, Lorenz K, et al. Continuous vagal IONM prevents recurrent laryngeal nerve paralysis by revealing initial EMG changes of impending neuropraxic injury: a prospective, multicenter study. *Laryngoscope*. 2014;124(6):1498–1505.

Philipsson L, Larsson P. The electromyographical signal as a measure of muscular force: a comparison of detection and quantification techniques. *Electromyogr Clin Neurophysiol*. 1988;28:141–150.

Pinelli P. Neurophysiology in the science of speech. *Cur Opin Neurol Neurosurg*. 1992;5(5):744–755.

Pisanu A, Porceddu G, Podda M, Cois A, Uccheddu A. Systematic review with meta-analysis of studies comparing intraoperative neuromonitoring of recurrent laryngeal nerves versus visualization alone during thyroidectomy. *J Surg Res*. 2014;188(1):152–161.

Polisar IA. The crico-arytenoid joint: a diarthrodial articulation subject to rheumatoid arthritic involvement. *Laryngoscope*. 1959;69:1129–1164.

Polo A, Manganotti P, Zanette G, De Grandis D. Polyneuritis cranialis: clinical and electrophysiological findings. *J Neurol Neurosurg Psychiatry*. 1992;55(5):398–400.

Popescu R, Ponoran D, Gnat O, Constantinoiu S. Monitoring the laryngeal nerves during thyroidectomy: initial 115 cases experience. *Chirurgia (Bucur)*. 2015;110(4):327–332.

Potenza AS, Phelan EA, Cernea CR, et al. Normative intra-operative electrophysiologic waveform analysis of superior laryngeal nerve external branch and recurrent laryngeal nerve in patients undergoing thyroid surgery. *World J Surg*. 2013;37(10):2336–2342.

Pototschnig C, Thumfart WF. Electromyographic evaluation of vocal cord disorders. *Acta Otorhinolaryngol Belg*. 1997;51(2):99–104.

Pototschnig CA, Schneider I, Eckel HE, Thumfart WF. Repeatedly successful closure of the larynx for the treatment of chronic aspiration with the use of botulinum toxin A. *Ann Otol Rhinol Laryngol*. 1996; 105(7):521–524.

Pouderoux P, Logemann JA, Kahrilas PJ. Pharyngeal swallowing elicited by fluid infusion: role of volition and vallecular containment. *Am J Physiol*. 1996;270(2, pt 1):G347–G354.

Prokopakis E, Kaprana A, Velegrakis S, et al. Intraoperative recurrent laryngeal nerve monitoring in revision thyroidectomy. *Eur Arch Otorhinolaryngol*. 2013;270(9):252:1–4.

Puram SV, Chow H, Wu CW, et al. Vocal cord paralysis predicted by neural monitoring electrophysiologic changes with recurrent laryngeal nerve compressive neuropraxic injury in a canine model. *Head Neck*. 2016;38(suppl 1):E1341–E1350.

Quiney RE. Laryngeal electromyography: a useful technique for the investigation of vocal cord palsy. *Clin Otolaryngol*. 1989;14(4):305–316.

Rabkin R. Paralysis of the larynx due to central nervous system syphilis. *Eye Ear Nose Throat Monthly*. 1963;42:53.

Randolph GW. Surgical anatomy of the recurrent laryngeal nerve. In: Randolph GW, ed. *Surgery of the Thyroid and Parathyroid Glands*. Philadelphia, PA: Saunders: 2012;300–342.

Randolph GW, Dralle H. Electrophysiologic recurrent laryngeal nerve monitoring during thyroid and parathyroid surgery: International Standards Guideline Statement. *Laryngoscope*. 2011;121(1):SI–SIS.

Randolph GW, Kamani D. Intraoperative electrophysiologic monitoring of the recurrent laryngeal nerve during thyroid and parathyroid surgery: experience with 1,381 nerves at risk. *Laryngoscope*. 2016.

Randolph GW, Sritharan N, Song P, Franco R, Kamani D, Woodson G. Thyroidectomy in the professional singer—neural monitored surgical outcomes. *Thyroid*. 2015;25(6):665–671.

Rea JL. Postcricoid surface laryngeal electrode. *ENT J*. 1992;71(6):267–269.

Rea JL, Davis WE, Templer JW. Recurrent nerve location system. *Ann Otol Rhinol Laryngeal*. 1979;88:92–94.

Rice DH, Cone-Wesson B. Intraoperative recurrent laryngeal nerve monitoring. *Otolaryng Head Neck Surg*. 1991;105:372–375.

Richardson MA. Developments in pediatric neurolaryngology. *Ann Otol Rhinol Laryngol*. 1997;96(1, pt 1):118–119.

Rieger A, Hass I, Gross M, Gramm HJ, Eyrich K. Intubation trauma of the larynx—a literature review with special reference to arytenoid cartilage dislocation. *Anasthesiol Intensivmen Notfallmed Schmerzther*. 1995;31(5):281–287.

Roark RM, Dowling EM, DeGroat RD, Watson BC, Schaefer SD. Timefrequency analyses of thyroarytenoid myoelectric activity in normal and spasmodic dysphonia subjects. *J Speech Hear Res*. 1995;38(2):289–303.

Robinson JL, Mandel S, Sataloff RT. Objective voice measures in nonsinging patients with unilateral superior laryngeal nerve paresis. *J Voice*. 2005;19(4):665–667.

Rodriquez AA, Ford CN, Bless DM, Harmon RL. Electromyographic assessment of spasmodic dysphonia patient prior to botulinum toxin injection. *Electromyog Clin Neurophysiol*. 1994;34(7):403–407.

Robinson LR, Hillel AD, Waugh PF. New laryngeal muscle weakness in postpolio syndrome. *Laryngoscope*. 1998;108(5):732–734.

Rodriquez AA, Myers BR, Ford CN. Laryngeal electromyography in the diagnosis of laryngeal nerve injuries. *Arch Phys Med Rehab*. 1990; 71(8):587–590.

Ronager J, Christensen H, Fuglsang-Frederiksen A. Power spectrum analysis of the EMG pattern in normal and diseased muscles. *J Neurol Sci*. 1989;94:283–294.

Rontal E, Rontal M, Silverman B, Kileny PR. The clinical differentiation between vocal cord paralysis and vocal cord fixation using electromyography. *Laryngoscope*. 1993;103(2):133–137.

Rose A, Willison R. Quantitative electromyography using automatic analysis: studies in healthy subjects and patients with primary muscle disease. *J Neurol Neurosurg Psychiatry*. 1967;30:403–410.

Rosenthal LH, Benninger MS, Deeb RH. Vocal fold immobility: a longitudinal analysis of etiology over 20 years. *Laryngoscope*. 2007;117(10): 1864–1870.

Rossi G, Cortesina G. Morphological study of the laryngeal muscles in man: insertions and courses of the muscle fibers, motor end-plates and proprioceptors. *Acta Otolaryngol (Stockh)*. 1965;59:575–592.

Roubeau B, Chevrie-Muller C, Lacau Saint Guily J. Electromyographic activity of strap and cricothyroid muscles in pitch change. *Acta Oto-Laryngologica*. 1997;117(3):456–464.

Rubin J, Sataloff RT, Kovovin G. *Diagnosis and Treatment of Voice Disorders*. San Diego, CA: Plural; 2006.

Sadeh M, Kronenberg J. Gaton E. Histochemistry of human laryngeal muscles. *Cell Molec Biol*. 1981;27:643–648.

San-Juan D, Escanio Cortes M, Tena-Suck M, et al. Neurophysiological intraoperative monitoring during an optic nerve schwannoma removal. *J Clin Monit Comput*. 2016.

Sanabria A, Ramirez A, Kowalski LP, et al. Neuromonitoring in thyroidectomy: a meta-analysis of effectiveness from randomized controlled trials. *Eur Arch Otorhinolaryngol*. 2013;270(8):2175–2189.

Sanabria A, Silver CE, Suarez C, et al. Neuromonitoring of the laryngeal nerves in thyroid surgery: a critical appraisal of the literature. *Eur Arch Otorhinolaryngol*. 2013;270(9):2383–2395.

Sanders DB. The effect of firing rate on neuromuscular jitter in Lambert-Eaton myasthenic syndrome. *Muscle Nerve*. 1992;15:256–258.

Sanders DB, Howard JF. AAEM minimonograph #25: single-fiber electromyography in myasthenia gravis. *Muscle Nerve*. 1985;9:809–819.

Sanders DB, Massey EW, Buckley EG. Botulinum toxin for blepharospasm: single-fiber EMG studies. *Neurology*. 1986;36:545–547.

Sanders DB, Stalberg EV. AAEM minimonograph #25: single-fiber electromyograph. *Muscle Nerve*. 1996;19:1069–1083.

Sanders DB, Stalberg EV, Nandedkar SD. Analysis of the electromyographic interference pattern. *J Clin Neurophysiol*. 1996;13:385–400.

Sapir S, Larson KK. Supralaryngeal muscle activity during sustained vibrato in four sopranos: surface EMG findings. *J Voice*. 1993;7(3): 213–218.

Sarkis LM, Zaidi N, Norlen O, Delbridge LW, Sywak MS, Sidhu SB. Bilateral recurrent laryngeal nerve injury in a specialized thyroid surgery unit: would routine intraoperative neuromonitoring alter outcomes? *ANZJ Surg*. 2015.

Sataloff RT. *Professional Voice: The Science and Art of Clinical Care*. 3rd ed. San Diego, CA: Plural; 2005.

Sataloff RT. Clinical anatomy and physiology of the voice. In: Sataloff RT. *Professional Voice: The Science and Art of Clinical Care*. 3rd ed. San Diego, CA: Plural; 2005:143–178.

Sataloff RT, Bough ID, Spiegel JR. Arytenoid dislocation: diagnosis and treatment. *Laryngoscope*. 1994;104(10):1353–1361.

Sataloff RT, Emerich KA, Hoover CA. Endocrine dysfunction. In: Sataloff RT. *Professional Voice: The Science and Art of Clinical Care*. 3rd ed. San Diego, CA: Plural; 2005:537–550.

Sataloff RT, Feldman M, Darby KS, Carrol LM, Spiegel JR. Arytenoid dislocation. *J Voice*. 1987;1:368–377.

Sataloff RT, Mandel S, Gupta R. Neurological disorders affecting the voice in performance. In: Sataloff RT. *Professional Voice: The Science and Art of Clinical Care*. 3rd ed. San Diego, CA: Plural; 2005:847–890.

Sataloff RT, Mandel S, Heman-Ackah YD, Manon-Espaillat R, Abaza M. *Laryngeal Electromyography*. 2nd ed. San Diego, CA: Plural; 2006.

Sataloff RT, Praneetvatakul P, Heuer RJ, et al. Laryngeal electromyography: clinical application. *J Voice*. 2010;24(2):228–234.

Satoh I. Evoked electromyographic test applied for recurrent laryngeal nerve paralysis. *Laryngoscope*. 1978;88(12):2022–2032.

Schaefer SD, Roark RM, Watson BC, et al. Multichannel electromyographic observations in spasmodic dysphonia patients and normal control subjects. *Ann Otol Rhinol Laryngol*. 1992;101(1):67–75.

Scherer RS. Physiology of phonation: a review of basic mechanics. In: Ford CN, Bless DM, eds. *Phonosurgery*. New York, NY: Raven Press; 1991:77–93.

Schiller HH, Stalberg EV. F responses studied with single fibre EMG in normal subjects and spastic patients. *J Neurol Neurosurg Psychiatry*. 1978;41:45–53.

Schiller HH, Stalberg E. Human botulism studied with single-fiber electromyography. *Arch Neurol*. 1978;35:346–349.

Schneider R, Bures C, Lorenz K, Dralle H, Freissmuth M, Hermann M. Evolution of nerve injury with unexpected EMG signal recovery in thyroid surgery using continuous intraoperative neuromonitoring. *World J Surg*. 2013;37(2):364–368.

Schneider R, Lorenz K, Sekulla C, Machens A, Nguyen-Thanh P, Dralle H. Surgical strategy during intended total thyroidectomy after loss of EMG signal on the first side of resection. *Chirurg*. 2015;86(2):154–163.

Schneider R, Randolph GW, Sekulla C, et al. Continuous intraoperative vagus nerve stimulation for identification of imminent recurrent laryngeal nerve injury. *Head Neck*. 2013;35(11):1591–1598.

Schneider R, Sekulla C, Machens A, Lorenz K, Nguyen Thanh P, Dralle H. Postoperative vocal fold palsy in patients undergoing thyroid surgery with continuous or intermittent nerve monitoring. *Br J Surg*. 2015;102(11):1380–1387.

Schneider R, Sekulla C, Machens A, Lorenz K, Thanh PN, Dralle H. Dynamics of loss and recovery of the nerve monitoring signal during thyroidectomy predict early postoperative vocal fold function. *Head Neck*. 2016;38(suppl 1):El144–El151.

Schroder DM. Operative strategy for thyroid cancer: is total thyroidectomy worth the price? *Cancer*. 1986;58:2320–2328.

Schultz JL, Perlman AL, VanDaele DJ. Laryngeal movement, oropharyngeal pressure, and submental muscle contraction during swallowing. *Arch Phys Med Rehab*. 1994;75(2):183–188.

Schultz-Coulon HJ. Clinical course and therapy of congenital malformations of the larynx. *HNO*. 1984;32(4):135–148.

Schwartz MS, Moosa A, Dubowitz V. Correlation of single fibre EMG and muscle histochemistry using an open biopsy recording technique. *J Neurol Sci*. 1997;31:369–378.

Schwartz MS, Stalberg E. Myasthenia gravis with features of the myasthenic syndrome: an investigation with electrophysiologic methods including single-fibre electromyography. *Neurology*. 1975;25:80–84.

Schwartz MS, Stalberg E. Myasthenic syndrome studied with single fiber electromyography. *Arch Neurol*. 1975;32:815–817.

Schwartz MS, Stalberg E, Schiller HH, et al. The reinnervated motor unit in man: a single fibre EMG multielectrode investigation. *J Neurol Sci*. 1976;27:303–312.

Schweizer V, Woodson GE, Bertorini TE. Single fiber electromyography of the laryngeal muscles. *Muscle Nerve*. 1999;22(1):111–114.

Sercarz JA, Berke GS, Ming Y, Rothschiller J, Graves MC. Bilateral thyroarytenoid denervation: a new treatment for laryngeal hyperadduction disorders studied in the canine. *Otolaryngol Head Neck Surg*. 1992;107(5): 657–668.

Shaw GY, Searl J, Hoover LA. Advances in the management of voice disorders. *Kansas Med*. 1994;95(12):274–277.

Shaw GY, Searl JP, Hoover LA. Diagnosis and treatment of unilateral cricothyroid muscle paralysis with a modified Isshiki type IV thyroplasty. *Otolaryngol Head Neck Surg*. 1995;113(6):679–688.

Shields RW. Single fiber electromyography in the differential diagnosis of myopathic limb girdle syndromes and chronic spinal muscular atrophy. *Muscle Nerve*. 1984;7:265–272.

Shields RW. Single fiber electromyography is a sensitive indicator of axonal degeneration in diabetes. *Neurology*. 1987;37:1394–1394.

Shenoy AM, Plinkert PK, Nanjundappa N, Premalata S, Arunodhay GR. Functional utility and oncologic safety of near-total laryngectomy with tracheopharyngeal speech shunt in a Third World oncologic center. *Eur Arch Otorhinolaryngol*. 1997;254(3):128–132.

Shindo ML, Caruana SM, Kandil E, et al. Management of invasive well-differentiated thyroid cancer: an American Head and Neck Society consensus statement. AHNS consensus statement. *Head Neck*. 2014; 36(10):1379–1390.

Shindo ML, Herzon GD, Hanson DG, Cain DJ, Sahgal V. Effects of denervation on laryngeal muscles: a canine model. *Laryngoscope*. 1995;102(6):663–669.

Shipp T, Doherty T, Morrissey P. Predicting vocal frequency from selected physiologic measures. *J Acoust Soc Am*. 1979;66:678–684.

Shipp T, Izdebski K, Reed C, Morrissy P. Intrinsic laryngeal muscle activity in a spastic dysphonia patient. *J Speech Hear Dis*. 1985;50(1):54–59.

Shuman CR, Weissman B. Recurrent laryngeal nerve involvement as a manifestation of diabetic neuropathy. *Diabetes*. 1968;17:302.

Sica RE, McComas AJ, Upton AR, et al. Motor unit estimation in small muscles of the hand. *J Neurol Neurosurg Psychiatry*. 1974;37:55–67.

Simon D, Boucher M, Schmidt-Wilcke P. Intraoperative avoidance and recognition of recurrent laryngeal nerve palsy in thyroid surgery. *Chirurg*. 2015;86(1):6–12.

Simpson DM, Kaufmann H, Sanders I, Wolfe DE. Laryngeal dystonia in multiple system atrophy [letter]. *Muscle Nerve*. 1992;15(10):1213–1215.

Simpson DM, Sternman D, Graves-Wright J, Sanders I. Vocal cord paralysis: clinical and electrophysiologic features. *Muscle Nerve*. 1993; 16(9):952–957.

Siribodhi C, Sundmaker W, Adkins JP, Bonner FJ. Electromyographic studies of laryngeal paralysis and regeneration of laryngeal motor nerves in dogs. *Laryngoscope*. 1963;73:148–163.

Sitges-Serra A, Fontane J, Duenas JP, et al. Prospective study on loss of signal on the first side during neuromonitoring of the recurrent laryngeal nerve in total thyroidectomy. *Br J Surg*. 2013;100(5): 662–666.

Sittel C, Stennert E, Thumfart WF, et al. Prognostic value of laryngeal electromyography in vocal fold paralysis. *Arch Otolaryngol Head Neck Surg*. 2000;127(2):155–160.

Smith A, Denny M, Shaffer LA, Kelly EM, Hirano M. Activity of intrinsic laryngeal muscles in fluent and diffluent speech. *J Speech Hear Res*. 1996;39(2):329–348.

Smith A, Luschei E, Denny M, Wood J, Hirano M, Badylak S. Spectral analyses of activity of laryngeal and orofacial muscles in stutterers. *J Neurol Neurosurg Psychiatry*. 1993;56(12):1303–1311.

Smith J, Douglas J, Smith B, Dougherty T, Ayshford C. Assessment of recurrent laryngeal nerve function during thyroid surgery. *Ann R Coll Surg Engl*. 2014;96(2):130–135.

Smith RJ, Neville MB, Bauman NM. Interarytenoid notch height relative to the vocal folds: pilot study. *Ann Otol Rhinol Laryngol*. 1994; 103(10):753–757.

Snyder SK, Sigmond BR, Lainnore TC, Govednik-Homy CM, Janicek AK, Jupiter DC. The long-term impact of routine intraoperative nerve monitoring during thyroid and parathyroid surgery. *Surgery*. 2013; 154(4):704–711.

Sonoo M, Stalberg E. The ability of MUP parameters to discriminate between normal and neurogenic MUPs in concentric EMG: analysis of the MUP "thickness" and the proposal of the "size index." *Electroencephalogr Clin Neurophysiol*. 1993;89:291–303.

Spiro J, Rendell JK, Gay T. Activation and coordination patterns of the suprahyoid muscles during swallowing. *Laryngoscope*. 1994;104(11, pt 1):1376–1382.

Sritharan N, Chase M, Kamani D, Randolph M, Randolph GW. The vagus nerve, recurrent laryngeal nerve, and external branch of the superior laryngeal nerve have unique latencies allowing for intraoperative documentation of intact neural function during thyroid surgery. *Laryngoscope*. 2015;125(2):E84–E89.

Stalberg E. Propagation velocity in human single muscle fibers in situ. *Acta Physiol Scand*. 1966;70(suppl 287):1–112.

Stalberg E. Electrogenesis in human dystrophic muscle. In: Rowland LP, ed. *Pathogenesis of Human Muscular Dystrophies*. Amsterdam, Netherlands: Excerpta Medica; 1977:570–587.

Stalberg E. Macro EMG, a new recording technique. *J Neurol Neurosurg Psychiatry*. 1980;43:475–482.

Stalberg E. Electrophysical studies of reinnervation in ALS. In: Rowland LP, ed. *Human Motor Neuron Diseases*. New York, NY: Raven Press; 1982:47–59.

Stalberg E. Macroelectromyography in reinnervation. *Muscle Nerve*. 1982;5:S135–S138.

Stalberg E. Macro EMG. *Muscle Nerve*. 1983;6:619–630.

Stalberg E. Single fiber EMG, macro EMG, and scanning EMG: new ways of looking at the motor unit. *Crit Rev Clin Neurobiol*. 1986;2:125–167.

Stalberg E. Use of single fiber EMG and macro EMG in study of reinnervation. *Muscle Nerve*. 1990;13:804–813.

Stalberg E, Andreassen S, Falck B, et al. Quantitative analysis of individual motor unit potentials: a proposition for standardized terminology and criteria for measurement. *J Clin Neurophysiol*. 1986;3:313–348.

Stalberg E, Antoni L. Electrophysiological cross section of the motor unit. *J Neurol Neurosurg Psychiatry*. 1980;43:469–474.

Stalberg E, Antoni L. Microprocessors in the analysis of the motor unit and the neuromuscular transmission. In: Yamazuchi N, Fijizawa K, eds. *Proceedings of the Conference on EEG and EMG Data Processing*. Amsterdam, Netherlands: Elsevier; 1981:295–313.

Stalberg E, Antoni L. Computer-aided EMG analysis. In: Desmedt JE, ed. *Progress in Clinical Neurophysiology*. Vol 10. Basel, Switzerland: Karger; 1983:186–234.

Stalberg E, Bischoff C, Falck B. Outliers, a way to detect abnormality in quantitative EMG. *Muscle Nerve.* 1994;17:392–399.

Stalberg E, Chu J, Bril V, Nandedkar S, Stalberg S, Ericsson M. Automatic analysis of the EMG interference pattern. *Electroenceophalogr Clin Neurophysiol.* 1983;56:672–681.

Stalberg E, Dioszeghy P. Scanning EMG in normal muscle and in neuromuscular disorders. *Electroencephalogr Clin Neuro Physiol.* 1991;81:403–416.

Stalberg E, Ekstedt J. Single fibre EMG and microphysiology of the motor unit in normal and diseased human muscle. In: Desmedt JE, ed. *New Developments in Electromyography and Clinical Neurophysiology.* Vol 1. Basel, Switzerland: Karger; 1973:113–129.

Stalberg E, Ekstedt J, Broman A. The electromyographic jitter in normal human muscles. *Electroencephalogr Clin Neurophysiol.* 1971;31(5):429–438.

Stalberg E, Ekstedt J, Broman A. Neuromuscular transmission in myasthenia gravis studied with single fibre electromyography. *J Neurol Neurosurg Psychiatry.* 1974;37:540–547.

Stalberg E, Falck B, Sonoo M, et al. Multi-MUP EMG analysis—a two year experience in daily clinical work. *Electroencephalogr Clin Neurophysiol.* 1995;97:145–154.

Stalberg E, Fawcett PR. Macro EMG changes in healthy subjects of different ages. *J Neurol Neurosurg Psychiatry.* 1992;45:870–878.

Stalberg E, Nandedkar SD, Sanders DB, et al. Quantitative motor unit potential analysis. *J Clin Neurophysiol.* 1996;13:401–422.

Stalberg E, Schwartz MS, Thiele B, et al. The normal motor unit in man. *J Neurol Sci.* 1976;27:291–301.

Stalberg E, Schwartz MS, Trontelj JV. Singe fibre electromyography in various processes affecting the anterior horn cell. *J Neurol Sci.* 1975;24:403–415.

Stalberg E, Sonoo M. Assessment of variability in the shape of the motor unit potential, the "jiggle," at consecutive discharges. *Muscle Nerve.* 1994;17:1135–1144.

Stalberg E, Thiele B. Transmission block in terminal nerve twigs: a single fibre electromyographic finding in man. *J Neurol Neurosurg Psychiatry.* 1972;35:52–59.

Stalberg E, Thiele B. Motor unit fibre density in the extensor digitorum communis muscle: single fibre electromyographic study in normal subjects of different ages. *J Neurol Neurosurg Psychiatry.* 1975;38:874–880.

Stalberg E, Trontelj JV. Demonstration of axon reflexes in human motor nerve fibres. *J Neurol Neurosurg Psychiatry.* 1970;33:571–579.

Stalberg E, Trontelj JV. *Single Fiber Electromyography in Healthy and Diseased Muscle*. 2nd ed. New York, NY: Raven Press; 1994.

Stalberg E, Trontelj JV, Mihelin M. Electrical microstimulation with single-fiber electromyography: a useful method to study the physiology of the motor unit. *J Neurophysiol*. 1992;9:105–119.

Stashuk D, DeLuca CJ. Update on the decomposition and analysis of EMG signals. In: Desmedt JE, ed. *Computer Aided Electromyography and Expert Systems. Clinical Neurophysiology Updates*. Vol 2. Basel, Switzerland: Karger; 1989:39–54.

Stashuk DW, Doherty TJ, Brown WF. EMG signal decomposition applied to motor unit estimates. *Muscle Nerve*. 1992;15:1191.

Stashuk DW, Doherty TJ, Kassam A, et al. Motor unit number estimates based on automated analysis of F responses. *Muscle Nerve*. 1994;17: 881–890.

Starmer CF, McIntosh HD, Whalen RE. Electrical hazards and cardiovascular function. *N Engl J Med*. 1973;289:219–221.

Stechison MT. Intraoperative monitoring of the vagus nerve during intracranial glossopharyngeal and upper vagal rhizotomy: technical note [Letter; comment]. *Neurosurgery*. 1995;36(6):1238.

Stopa M, Barczynski M. Prognostic value of intraoperative neural monitoring of the recurrent laryngeal nerve in thyroid surgery. *Langenbecks Arch Surg*. 2016.

Sundberg J. *The Science of the Singing Voice*. DeKalb, IL: Northern Illinois University Press; 1987.

Sussman HM, MCNeilage PG, Powers RK. Recruitment and discharge patterns of single motor units during speech production. *J Speech Hear Res*. 1977;20:613–630.

Tackmann W, Vogel P. Fibre density, amplitudes of macro-EMG motor unit potentials and conventional EMG recordings from the anterior tibial muscle in patients with amyotrophic lateral sclerosis: a study on 51 cases. *J Neurol*. 1988;235:149–154.

Tanaka S, Hirano M, Chijiwa K. Some aspects of vocal fold bowing. *Ann Otol Rhinol Laryngol*. 1994;103(5, pt 1):357–362.

Teitelbaum BJ, Wenig BL. Superior laryngeal nerve injury from thyroid surgery. *Head Neck Surg*. 1995;17(1):36–40.

Tervonen H, Niemela M, Lauri ER, et al. Dysphonia and dysphagia after anterior cervical decompression. *J Neurosurg Spine*. 2007;7(2):124–130.

Thiele B, Stalberg E. The bimodal jitter: a single fibre electromyographic findings. *J Neurol Neurosurg Psychiatry*. 1974;37:403–411.

Thiele B, Stalberg E. Single fibre EMG findings in polyneuropathies of different aetiology. *J Neuro Neurosurg Psychiatry*. 1975;38:881–887.

Thumfart W. Electromyography of the larynx. In: Samii M, Gannetta PJ, eds. *The Cranial Nerves*. Berlin, Germany: Springer-Verlag; 1981: 597–606.

Thumfart W. Electrodiagnosis of caudal cranial nerve disorders in infants and small children. *Laryngol Rhinol Otol*. 1984;63(4):165–169.

Thumfart W, Gschwandtner R. Electroneurography of the laryngeal nerves in the awake patient using electromyography of the larynx under zoom-endoscopic-control (author's trans). *Laryngol Rhinol Otol (Stuttg)*. 1980;59 (11):727–736.

Thumfart W, Steiner W, Jaumann MP. Electromyography of the cricoary-tenoid muscle in the unsedated patient using the zoom-endoscope (author's trans). *HNO*. 1979;27(6):201–206.

Thumfart WF. Electromyography of the larynx and related techniques. *Acta Otorhinolaryngol Belg*. 1986;40(2):358–376.

Thumfart WF. From larynx to vocal ability: new electro-physiological data. *Acta Otolaryngol (Stockh)*. 1998;5(5–6):425–431.

Thumfart WF, Pototschnig C, Zorowka P, Eckel HE. Electrophysiologic investigation of lower cranial nerve disease by means of magneti-cally stimulated neuromyography of the larynx. *Ann Otol Rhinol Laryngol*. 1992;101(8):629–634.

Tiomny E, Khilkevic O, Korczyn AD, et al. Esophageal smooth muscle dysfunction in oculopharyngeal muscular dystrophy. *Dig Dis Sci*. 1996;41(7):1350–1354.

Titze IR, Luschei ES, Hirano M. The role of the thyroarytenoid muscles in the regulation of fundamental frequency. *J Voice*. 1989;3:213–224.

Topka H, Hallett M. Perioral reflexes in orofacial dyskinesia and spas-modic dysphonia. *Muscle Nerve*. 1992;15(9):1016–1022.

Torres CF, Moxley RT. Hypothyroid neuropathy and myopathy: clinical and electrodiagnostic in longitudinal findings. *J Neurol*. 1990;237: 271–274.

Trontelj JV. H-reflex of single motoneurones in man. *Nature*. 1968;220: 1043–1044.

Trontelj JV. A study of the H-reflex by single fibre EMG. *J Neurol Neu-rosurg Psychiatry*. 1972;36:951–959.

Trontelj JV. A study of the F response by single fibre electromyography. In: Desmedt JE, ed. *New Developments in Electromyography and Clinical Neurophysiology*. Vol 3. Basel, Switzerland: Karger; 1973: 318–322.

Trontelj JV, Khuraibet A, Mihelin M. The jitter in stimulated orbicularis oculi muscle: technique and normal values. *J Neurol Neurosurg Psy-chiatry*. 1988;51:814–819.

Trontelj JV, Mihelin M, Fernandez JM, et al. Axonal stimulation for end-plate jitter studies. *J Neurol Neurosurg Psychiatry*. 1986;49: 677–685.

Trontelj JV, Stalberg E. Bizarre repetitive discharges recorded with single fibre EMG. *J Neurol Neurosurg Psychiatry*. 1983;46:310–316.

Trontelj JV, Stalberg E. Single motor end plates in myasthenia gravis and LEMS at different firing rates. *Muscle Nerve*. 1991;14:226–232.

Trontelj JV, Stalberg E. Jitter measurements by axonal microstimulation: guidelines and technical notes. *Electroencephalogr Clin Neurophysiol*. 1992;85:30–37.

Trontelj JV, Stalberg E, Mihelin M, et al. Jitter of the stimulated motor axon. *Muscle Nerve*. 1992;15:449–454.

Trontelj JV, Trontelj M. F-responses of human facial muscles: a single motorneurone study. *J Neurol Sci*. 1973;120:211–222.

Trontelj MA, Trontelj JV. Reflex arc of the first component of the human blink reflex: a single motorneurone study. *J Neurol Neurosurg Psychiatry*. 1978;41:538–574.

Truong DD, Rontal M, Rolnick M, Aronson AE, Mistura K. Double-blind controlled study of botulinum toxin in adductor spasmodic dysphonia. *Laryngoscope*. 1991;101:630–634.

Ulmer C, Friedrich C, Kohler A, et al. Impact of continuous intraoperative neuromonitoring on autonomic nervous system during thyroid surgery. *Head Neck*. 2011;33(7):976–984.

Van Slycke S, Gillardin JP, Brusselaers N, Vermeersch H. Initial experience with S-shaped electrode for continuous vagal nerve stimulation in thyroid surgery. *Langenbecks Arch Surg*. 2013;398(5):717–722.

Vasileiadis I, Karatzas T, Charitoudis G, Karakostas E, Tseleni-Belafouta S, Kouraklis G. Association of intraoperative neuromonitoring with reduced recurrent laryngeal nerve injury in patients undergoing total thyroidectomy. *JAMA Otolaryngol Head Neck Surgery*. 2016;142(10):994–1001.

Wagner HE, Seiler C. Recurrent laryngeal nerve paralysis after thyroid gland surgery. *Br J Surg*. 1984;81(2):226–228.

Watson BC, McIntire D, Roark RM, Schaefer SD. Statistical analysis of electromyographic activity in spasmodic dysphonic and normal control subjects. *J Voice*. 1995;9(1):3–15.

Watson BC, Schaefer SD, Freeman FJ, Dembowski J, Kondraske G, Roark R. Laryngeal electromyographic activity in adductor and abductor spasmodic dysphonia. *J Speech Hear Res*. 1991;34(3):473–482.

Weddel G, Feinstein B, Pattle RE. The electrical activity of voluntary muscle in man under normal and pathological conditions. *Brain*. 1944;67:178–257.

Weed DT, Chongkolwatana C, Kawamura Y, et al. Reinnervation of the allograft larynx in the rat laryngeal transplant model. *Otolaryngol Head Neck Surg*. 1995;113(5):517–529.

Weed DT, Jewett BS, Rainey C, et al. Long-term follow-up of recurrent laryngeal nerve avulsion for the treatment of spastic dysphonia. *Ann Otol Rhinol Laryngol.* 1996;105(8):562–601.

Wellmeier W, Luba A, Schultz-Coulon HJ. The electromyography as an aid for the differential diagnosis of laryngeal movement disturbances (author's trans). *Laryngol Rhinol Otol (Stuttg).* 1979;58(4):353–360.

Wen W, Zhou S, Li Z. Experimental studies on the selective reinnervation of the abductor and adductor muscles of the larynx. *Chung Hua Erh Pi Yen Hou Ko Tsa Chih.* 1994;29(1):30–33.

Wheatley JR, Brancatisano A, Engel LA. Cricothyroid muscle responses to increased chemical drive in awake normal humans. *J Appl Physiol.* 1991;70(5):2233–2241.

Wheatley JR, Brancatisano A, Engel LA. Respiratory-related activity of cricothyroid muscle in awake normal humans. *J Appl Physiol.* 1991; 70(5):2226–2232.

Willison RG. A method of measuring motor unit activity in human muscle. *J Physiol (Lond).* 1963;168:35P–36P.

Willison RG. Analysis of electrical activity in healthy and dystrophic muscle in man. *J Neurol Neurosurg Psychiatry.* 1964;27:386–394.

Wolf SR. Electrode applicator for endolaryngeal electromyography of the larynx with local anesthesia. *Laryngorhinootologie.* 1995;74(7): 460–462.

Woo P, Arandia H. Intraoperative laryngeal electromyographic assessment of patients with immobile vocal fold. *Ann Otol Rhinol Laryngol.* 1992;101(10):799–806.

Woo P. Laryngeal electromyography is a cost-effective clinically useful tool in the evaluation of vocal fold function. *Arch Otolaryngol Head Neck Surg.* 1998;124(4):472–475.

Woodson GE. Clinical value of laryngeal EMG is dependent on experience of the clinician. *Arch Otolaryngol Head Neck Surg.* 1998; 124(4):476.

Wozniak JA, Hutchison AA, Kosch, PC. Laryngeal and pump muscle activities during $CO_2$ breathing in neonates. *J Appl Physiol.* 1993; 75(1):416–423.

Wu CW, Chai YJ, Dionigi G, et al. Recurrent laryngeal nerve safety parameters of the Hannonic Focus during thyroid surgery: porcine model using continuous monitoring. *Laryngoscope.* 2015;125(12): 2838–2845.

Wu CW, Dionigi G, Chen HC, et al. Vagal nerve stimulation without dissecting the carotid sheath during intraoperative neuromonitoring of the recurrent laryngeal nerve in thyroid surgery. *Head Neck.* 2013; 35(10):1443–1447.

Wu CW, Dionigi G, Sun H, et al. Intraoperative neuromonitoring for the early detection and prevention of RLN traction injury in thyroid surgery: a porcine model. *Surgery*. 2014;155(2):329–339.

Yamanouchi H, Kasai H, Sakuragawa N, Kurokawa T. Palatal myoclonus in Krabbe disease. *Brain Dev*. 1991;13(5):355–358.

Yamashita T, Nash EA, Tanaka Y, Ludlow CL. Effects of stimulus intensity on laryngeal long latency responses in awake humans. *Otolaryngol Head Neck Surg*. 1997;117(5):521–529.

Yanagihara N, von Leden H. The cricothyroid muscle during phonation electromyographic, aerodynamic and acoustic studies. *Ann Otol Rhinol Laryngol*. 1968;75:987–1006.

Yin SS, Qiu WW, Stucker FJ. Value of electromyography in differential diagnosis of laryngeal joint injuries after intubation. *Ann Otol Rhinol Laryngol*. 1996;105:446–451.

Yin S, Qiu WW, Stucker FJ, Batchelor BM. Critical evaluation of neurolaryngological disorders. *Ann Otol Rhinol Laryngol*. 2000;109(9): 832–838.

Yokota J, Imai H, Seki K, Ninomiya C, Mizuno Y. Orthostatic tremor associated with voice tremor. *Eur Neurol*. 1992;32(6):354–358.

Ysunza A, Vazquez MC. Velopharyngeal sphincter physiology in deaf individuals. *Cleft Palate Craniofac J*. 1993;30(2):141–143.

Zalewska E, Iiausmanowa-Petruseqicz I. Evaluation of MUAP shape irregularity—a new concept of quantification. *IEEE Trans Biomed Eng*. 1995;42:616–620.

Zheng H, Jiang L, Wang X, et al. Application experience of intraoperative neuromonitoring in thyroidectomy. *Int J Clin Exp Med*. 2015; 8(12):22359–22364.

Zheng H, Li Z, Zhou S. Ansa cervicalis to the adductor division of the recurrent laryngeal nerve anastomosis for unilateral vocal cord paralysis. *Chung Hua Erh Pi Yen Hou Ko Tsa Chih*. 1995;30(6):347–350.

Zheng H, Li Z, Zhou S, Cuan Y, Wen W. Update: laryngeal reinnervation for unilateral vocal cord paralysis with the ansa cervicalis. *Laryngoscope*. 1996;106(12, pt 1):1522–1527.

Zheng S, Xu Z, Wei Y, Zeng M, He J. Effect of intraoperative neuromonitoring on recurrent laryngeal nerve palsy rates after thyroid surgery—a meta-analysis. *J Formos Med Assoc*. 2013;112(8):463–472.

Zhong D, Zhou Y, Li Y, et al. Intraoperative recurrent laryngeal nerve monitoring: a useful method for patients with esophageal cancer. *Dis Esophagus*. 2014;27(5):444–451.